Bioethik in Wissenschaft und Gesellschaft

herausgegeben von

Univ.-Prof. DDr. Walter Schaupp
Univ.-Prof. Dr. Wolfgang Kröll
Ass.-Prof. Dr. Hans-Walter Ruckenbauer

Band 16

Martina Schmidhuber

Interkulturelle Kompetenz im Krankenhaus

Arzt-Patienten-Kommunikation mit Menschen mit Demenz und ihren Angehörigen im interkulturellen Setting

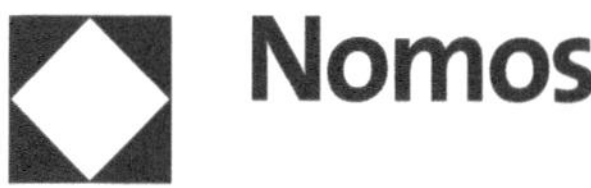

Der Druck dieses Werkes wurde mit freundlicher Unterstützung
des Krankenhauses der Grazer Elisabethinen ermöglicht.

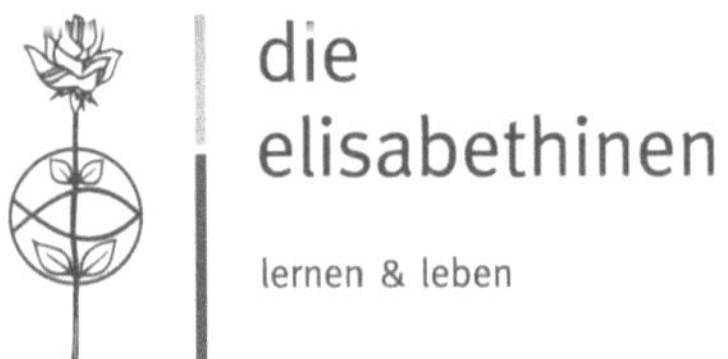

Die Deutsche Nationalbibliothek verzeichnet diese Publikation in der Deutschen Nationalbibliografie; detaillierte bibliografische Daten sind im Internet über http://dnb.d-nb.de abrufbar.

ISBN 978-3-8487-7522-4 (Print)
ISBN 978-3-7489-3372-4 (ePDF)

Onlineversion
Nomos eLibrary

1. Auflage 2022

Danksagung

Das vorliegende Buch entstand im Rahmen eines Kooperationsprojektes mit dem Krankenhaus der Elisabethinen in Graz. Dank der Organisation und Unterstützung von Mag. Peter Rosegger, MBA bei der Rekrutierung der Interviewpartnerinnen und Interviewpartner sowie der Finanzierung des Druckkostenzuschusses von der Geschäftsführung des Krankenhauses der Elisabethinen, konnte dieses Buch bei Nomos erscheinen. Großer Dank gilt den Ärztinnen und Ärzten für ihre Bereitschaft, sich Zeit für die Interviews zu nehmen und Einblick in ihren klinischen Alltag und die interkulturellen Herausforderungen zu geben.

Ganz besonderer Dank gilt meiner Mitarbeiterin Laura Unterweger, Bed BSc, die die Interviews durchgeführt und transkribiert hat sowie das Buchmanuskript gründlich Korrektur gelesen hat. Ebenso möchte ich meiner ehemaligen Mitarbeiterin, Elisabeth Stock, MA BSc, danken. Sie hat den Interviewleitfaden erstellt.

Mag. Mike Schweighofer danke ich für seine inspirierende Schulung in Kommunikationspsychologie und für sein wertvolles Feedback zum Theorieteil dieses Buches.

Dem Nomos-Verlag und den Herausgebern der Reihe *Bioethik in Wissenschaft und Gesellschaft*, Univ.-Prof. Walter Schaupp, Univ.-Prof. Wolfgang Kröll und Ass.-Prof. Hans-Walter Ruckenbauer, danke ich für die gute Zusammenarbeit.

Martina Schmidhuber
Professorin für Health Care Ethics
Universität Graz

Vorwort

„Wir achten die Selbstbestimmung und die Individualität unserer Patient/innen und nehmen uns Zeit für sie." Dieses Wort aus dem Leitbild (2018) ist für uns Elisabethinen Anspruch und Leitstern. Zumal die beiden vergangenen Jahre gezeigt haben, wie wichtig es ist, die Bedürfnisse des Einzelnen in eine adäquate Balance mit notwendigen systemischen Faktoren zu bringen.

Zeit ist dabei wesentlich. Zeit für Menschen zu haben ist auch einer der ausschlaggebenden Gründe, warum Menschen sich für einen Gesundheitsberuf entscheiden und diesen weiterhin ausüben. Wir Elisabethinen engagieren uns daher besonders dafür, unseren Patient/innen und Mitarbeiter/innen die nötige Zeit zu geben, damit ihr Wohlbefinden an Leib und Seele wächst.

Zumal in der Altersmedizin, einem unserer zunehmenden Schwerpunkte, sind Zeit, Achtsamkeit und Respekt entscheidend, um unsere Patient/innen und ihre Angehörigen zu stärken. Dies gilt in einem besonderen Maß für den Umgang mit Menschen, die sogenannte degenerative Erkrankungen des Alters haben. Diese Bedürfniskompetenz muss ihren Platz mitten im klinischen Alltag haben und immer neu gepflegt werden. Das Arzt-Patienten-Gespräch ist dafür ein unverzichtbar wichtiger Handlungsort.

Gleiches gilt für Kommunikation und Zusammenleben verschiedener Kulturen. Gespräche auf Augenhöhe, für die man sich ausreichend Zeit nimmt, sind wichtig, um unsere Patient/innen empathisch und kompetent zu betreuen. Diese Haltungen sind ebenso wie fachliche Qualifikationen entscheidend für „Qualität, die weiter geht als der Standard" (Charta der Elisabethinen in Österreich, 2017).

Herzlich danke ich Frau Professorin Martina Schmidhuber und Frau Laura Unterweger für das Zusammenwirken und für ihre engagierte Arbeit an diesem Projekt. Das nun vorliegende daraus resultierende Buch ist Standortbestimmung und Ansporn, um den uns anvertrauten Menschen noch besser zu helfen.

MMag. Dr. Christian Lagger, MBA
Geschäftsführer des Krankenhauses der
Grazer Elisabethinen

Inhaltsverzeichnis

1. Einleitung

Für eine gelingende Kommunikation zwischen den Kulturen bedarf es der interkulturellen Kompetenz: es geht um das Bemühen, einander zu verstehen. In diesem Buch wird gezeigt, dass es gar nicht möglich und auch nicht notwendig ist, alles über andere Kulturen zu wissen, um interkulturelle Kompetenz zu erlangen. Vielmehr kann mit einer offenen, vorurteilsfreien Haltung sehr viel erreicht werden. Im Krankenhauskontext ist dies eine besondere Herausforderung. Deshalb beschäftigt sich dieses Buch mit den kommunikationspsychologischen Mechanismen des Arzt-Patienten-Gesprächs[1] und der Frage, warum dieses von Patientinnen und Patienten immer wieder als misslungen wahrgenommen wird. Im Vordergrund steht die Frage, was zum Gelingen der Kommunikation zwischen Ärztin oder Arzt und Patientin oder Patient beiträgt, insbesondere im interkulturellen Setting bei Menschen mit Demenz und ihren Angehörigen. Aufgrund des wirtschaftlichen Drucks, dem auch Krankenhäuser seit etwa dreißig Jahren unterliegen, findet Arzt-Patienten-Kommunikation unter erschwerten Bedingungen statt. Neben allgemeinen Herausforderungen im Arzt-Patienten-Gespräch können weitere im interkulturellen Kontext und im Zuge der zunehmenden Anzahl an Menschen mit Demenz hinzukommen. Möglichkeiten guter Kommunikation zwischen Ärztin oder Arzt und Patientin oder Patient unter diesen Besonderheiten zu untersuchen, ist Gegenstand des vorliegenden Buches.

Die Herausforderungen im Zusammenhang mit interkultureller Kommunikation, dem Arzt-Patienten-Gespräch und mit Menschen mit Demenz sind noch weitgehend unerforscht. Trotz umfassender Forschung zu Demenz und auch zu interkultureller Kommunikation wird ein Konnex zwischen den beiden Bereichen unter dem Gesichtspunkt des Arzt-Patienten-Gesprächs kaum hergestellt. Ausführlich erforscht sind jedoch die einzelnen Teilbereiche, die diesem Buch als Grundlage dienen werden.

So nimmt das Thema Arzt-Patienten-Gespräch seit vielen Jahren einerseits in Standardwerken der Medizinethik eine herausragende Stellung

1 Aufgrund der besseren Lesbarkeit und der üblichen Verwendung wird hier ausnahmsweise von der gender-gerechten Sprache Abstand genommen und vom Arzt-Patienten-Gespräch, der Arzt-Patienten-Kommunikation und der Arzt-Patienten-Beziehung gesprochen.

ein (z.B. Schöne-Seifert, 2007; Maio, 2017), andererseits beschäftigt sich auch die medizinische und psychologische Forschungsliteratur mit der Herausforderung des Arzt-Patienten-Gesprächs auf einer ganz grundlegenden Ebene, u.a. im Zusammenhang damit, was einen guten Arzt ausmacht (z.B. Steiner-Hofbauer et al., 2018). Darüber hinaus wurden Modelle zur Kommunikation von schlechten Nachrichten (breaking bad news) im Arzt-Patienten-Gespräch, wie etwa einer Krebsdiagnose erarbeitet, so etwa das seit zwei Jahrzehnten etablierte SPIKES-Modell (Baile et al., 2000), das auch in dem vorliegenden Buch eine bedeutende Rolle einnehmen wird.

Auch in den Bereichen der Interkulturalität wird im Zusammenhang der Arzt-Patienten-Kommunikation geforscht (z.B. Paternotte et al., 2016). Darüber hinaus ist in anderen Forschungsbereichen wie der Philosophie und dem interkulturellen Management Literatur zu den Themen interkulturelle Kompetenz und interkulturelle Kommunikation zu finden (z.B. Schirilla, 2016; Schreiner, 2013). Diese Überlegungen können sinnvoll auf das interkulturelle Arzt-Patienten-Gespräch angewandt werden, wie noch gezeigt wird.

Schließlich ist auch der Bereich der Demenz umfangreich erforscht, einerseits im Hinblick auf gute Kommunikation mit Menschen mit Demenz (z.B. Kindell et al., 2017; Haberstroh et al., 2016), andererseits – nicht ganz so ausführlich wie die Fragen der Kommunikation bei Demenz, aber auch immer mehr – im Hinblick auf Interkulturalität und Demenz (Tezcan-Güntekin, 2018).

Vor diesem Hintergrund gilt es folgende Frage zu klären: Wie kann interkulturelle Kommunikation mit Menschen mit Demenz und ihren Angehörigen im Arzt-Patienten-Gespräch gelingen? Ziel ist es, Ergebnisse zu generieren, die in der Praxis trotz wirtschaftlicher Herausforderungen, denen Kliniken unterlegen sind, umgesetzt werden können.

Methodisch fußt dieses Buch weitgehend auf einer Literaturanalyse für die oben genannten Bereiche und deren Zusammenführung, was zu neuen Erkenntnissen führen wird. Zusätzlich werden Fallbeispiele zu Arzt-Patienten-Gesprächen mit Menschen mit Demenz und/oder Arzt-Patienten-Gesprächen mit Menschen mit Migrationshintergrund analysiert. Wie bereits konstatiert, existiert bisher wenig Forschungsliteratur zur Kombination aller drei Bereiche, deshalb wird davon ausgegangen, dass die Fallstudien selten alle drei Bereiche umfassen. Aus diesem Grund werden einzelne Bereiche gesondert analysiert und verglichen. Die Fälle werden mittels systematischer Literaturrecherche ausgewählt. Dabei sollen bei der Auswahl der Fälle für die Analyse folgende Aspekte berücksichtigt werden: 1) Der Fall gewährt neue Einblicke in ein Problem, 2) bestehende Annahmen werden durch den Fall kritisch in Frage gestellt, 3) die Analyse des Falls bietet neue Lösungsansätze in der Forschung.

Die Fälle werden nach der Beschreibung und Analyse mit der relevanten Literatur aus den vorangegangenen Kapiteln verglichen. Ziel ist es, den Erkenntnisgewinn über die bisher bestehende Literatur hinaus mittels Fallanalysen zu erweitern. Die Methode der Fallanalyse wird aufgrund ihrer Flexibilität herangezogen: Sie erlaubt es, sich nicht auf eine einzelne Erhebungs- und Auswertungstechnik beschränken zu müssen, sondern hat konkrete praktische Herausforderungen zum Gegenstand. Nachdem die einzelnen Fälle analysiert wurden, werden sie miteinander verglichen. Dabei werden die Gemeinsamkeiten zwischen den Fällen herausgearbeitet, um daraus Schlüsse für die Praxis ziehen zu können (Schögel/Tomczak 2009).

Anschließend werden für eine weitere zusätzliche Perspektive Interviews mit Ärztinnen und Ärzten analysiert, die für den Zweck dieser Studie am Krankenhaus der Elisabethinen in Graz durchgeführt wurden.

Dieses Buch besteht aus sieben großen Kapiteln, die in kleinere Teilkapitel gegliedert sind. Bevor die Herausforderungen der Arzt-Patienten-Kommunikation im Hinblick auf Menschen mit Demenz mit Migrationshintergrund und ihre diversen Aspekte untersucht werden, wird zunächst die Relevanz des Themas für die Gesellschaft als Ganzes dargestellt (Kapitel 1). Menschliche Kommunikation ist grundsätzlich schon eine Herausforderung – dies wird anhand verschiedener klassischer Kommunikationsmodelle, aber auch im Zusammenhang mit Arzt-Patienten-Kommunikation aufgezeigt (Kapitel 2). Da der Schwerpunkt dieses Buches den interkulturellen Aspekten der Arzt-Patienten-Kommunikation gewidmet ist, ist es erforderlich, die wichtigsten Begriffe wie Kultur und interkulturelle Kompetenz in diesem Kontext zu klären, um schließlich herauszuarbeiten, was eine gelungene interkulturelle Arzt-Patienten-Kommunikation impliziert (Kapitel 3). Eine weitere Herausforderung in der Arzt-Patienten-Kommunikation kommt mit Demenz hinzu. Dies wird im 4. Kapitel näher betrachtet. Um die Literaturanalyse noch zu ergänzen und weitere Erkenntnisse zu generieren, wird im 5. Kapitel die oben beschriebene vergleichende Fallanalyse vorgenommen. Diese wird zeigen, wo Gemeinsamkeiten und Unterschiede in den Kommunikationsherausforderungen liegen und wie diese bewältigbar sein könnten (Kapitel 6). Danach (Kapitel 7) wird auf Basis von Interviews mit Ärztinnen und Ärzten des Krankenhauses der Elisabethinen in Graz exemplarisch gezeigt, wie sich ärztliches Personal hinsichtlich seiner interkulturellen Kompetenz selbst einschätzt und was es sich wünschen würde, um diese zu verbessern. Zum Abschluss werden die Forschungsergebnisse zusammengefasst und es wird reflektiert, welche weiteren Herausforderungen oder auch Erleichterungen die Zukunft bringen wird (Kapitel 8).

1.1 Ökonomisierung im Krankenhaus

Krankenhäuser werden schon längst von ökonomischen Bedingungen bestimmt (Alkatout, 2020; Newerla, 2017; Quack, 2015; Frewer et al., 2014): Sie müssen schwarze Zahlen schreiben. Damit sind leistungsorientierte Fallpauschalen seit Ende der 1990er-Jahre verbunden (Weissenböck, 2003). In einer qualitativen Interviewstudie von 2018 konnte gezeigt werden, dass sowohl Geschäftsführerinnen und Geschäftsführer als auch Ärztinnen und Ärzte in Krankenhäusern einen zunehmend hohen Druck empfinden, mit der medizinischen Leistung auch Gewinne machen zu müssen (Naegler/Wehkamp, 2018).

Einerseits scheint es nachvollziehbar, dass Krankenhäuser auch wirtschaftlich arbeiten müssen, denn hier geht es nicht zuletzt um Fragen der Gerechtigkeit, wenn mit Mitteln aus dem solidarischen Gesundheitssystem Krankenhausaufenthalte finanziert werden. Andererseits hat dies gravierende Nachteile für Patientinnen und Patienten: Da aufgrund der Fallpauschalen möglichst viele Patientinnen und Patienten in immer kürzerer Zeit behandelt werden sollten, bleibt für die einzelne Person wenig Zeit. Das wiederum zeigt sich im Arzt-Patienten-Gespräch, denn dieses erfordert für eine gute Aufklärung Zeit zum Erklären von Behandlungsoptionen und vor allem auch Zeit für Fragen der Patientinnen und Patienten. Es gilt also für Ärztinnen und Ärzte im Krankenhaus, sich auf dem schmalen Grat zwischen ökonomischen Herausforderungen und einem guten Arzt-Patienten-Gespräch zu bewegen. Freilich gilt dies nicht nur für Ärztinnen und Ärzte im Krankenhaus, sondern auch für jene mit einer Praxis. Dieses Buch stellt jedoch das Krankenhaus in den Fokus, weil dieses System besondere Herausforderungen, aber auch Chancen bietet, wie noch deutlich werden wird.

Es existieren bereits Leitfäden und Tipps für Ärztinnen und Ärzte, wie das Arzt-Patienten-Gespräch gelingend gestaltet werden kann. So wird etwa darauf hingewiesen, dass das Anliegen der Patientin oder des Patienten ernst genommen werden, die Ärztin oder der Arzt sich verständlich ausdrücken soll und Respekt und Geduld Teil des Arzt-Patienten-Gesprächs sein sollten (Kutscher, 2013). Was hier aus kommunikationspsychologischer Perspektive auf den ersten Blick trivial scheint, ist im Krankenhausalltag aufgrund des erwähnten ökonomischen Drucks tatsächlich eine Herausforderung. Bei diesen grundlegenden Überlegungen zu gelingender Arzt-Patienten-Kommunikation werden jedoch zusätzliche herausfordernde Aspekte noch gar nicht mitgedacht: Nicht jede Patientin und jeder Patient stammt aus Österreich oder einem anderen deutschsprachigen Land, d.h. die Kommunikation zwischen Ärztin oder Arzt und Patientin oder Patient kann sich aufgrund unterschiedlicher kultureller Hintergründe erschweren – über die sprachlichen Herausforderungen hinaus (Kliche et al., 2018). Schwierigkeiten in der Kommunikation können z.B. auch aufgrund subjektiver Krankheitsvorstellungen, die kulturell variieren (Yilmaz-Aslan et al., 2018), entstehen. Subjektive Krankheitsvorstellungen werden von Menschen im Zuge einer Erkrankung über ihre Erkrankung entwickelt. Diese Vorstellungen und Annahmen begleiten sie über den ganzen Krankheitsverlauf und implizieren eine Präferenz für Krankheitsbewältigungsstrategien. Auch das Wissen über und das Bewusstsein für Krankheitssymptome zählt zum Krankheitsverständnis (Ebd.). Besteht etwa kein Bewusstsein darüber, dass eine Alzheimer-Demenz nicht heilbar ist, aber die Begleitsymptome reduziert werden können, wird sich die betroffene Person anders verhalten als eine, die dieses Wissen hat.

Darüber hinaus hat nicht jede Patientin und jeder Patient die kognitiven Fähigkeiten, das Gesagte – selbst wenn es einfach formuliert wird – zu verstehen, z.B. Menschen mit Demenz, deren Anzahl aufgrund des demographischen Wandels in Zukunft immer noch stärker ansteigen wird (Alzheimer's Disease International, 2020). In diesem Fall spielen meist Angehörige eine wesentliche unterstützende Rolle in der Kommunikation zwischen Ärztin oder Arzt und Patientin oder Patient. Deshalb gilt es, wenn es um das Arzt-Patienten-Gespräch mit Menschen mit Demenz geht, stets darum, die Angehörigen mitzudenken. Wie in den Fallbeispielen noch deutlich werden wird, kann sich das Verhältnis im Falle von Menschen mit Demenz gänzlich umkehren: Die Angehörigen sprechen plötzlich für den Menschen mit Demenz, ohne ihn miteinzubeziehen.

Dieses Buch beschäftigt sich aus den oben genannten Gründen des leitenden Forschungsinteresses mit interkulturellen Konflikten im Krankenhaus zwischen Ärztin oder Arzt und Patientin oder Patient und den Angehörigen. Der Vollständigkeit halber sei jedoch erwähnt, dass diese Beziehung nicht der einzige Konfliktherd ist, denn Konflikte können auch zwischen den Patientinnen und Patienten unterschiedlicher Herkunft oder innerhalb des klinischen Teams im Krankenhaus auftreten, da auch hier aufgrund der Globalisierung Menschen unterschiedlichster Herkunftsländer zusammenarbeiten. Immer mehr Menschen aus anderen Ländern haben nach einer guten Ausbildung Interesse, in einem Land mit Aufstiegschancen, gutem Verdienst und besseren Lebensbedingungen tätig zu sein. Diese sogenannten Pull-Faktoren lassen Einwanderungsländer wie Deutschland, Österreich und die Schweiz attraktiv erscheinen (Whittal/Böckmann, 2018).

Die internationale Rekrutierung von Gesundheitspersonal wird jedoch von der WHO kritisch gesehen (WHO, 2010), weil dann in den Ländern, aus denen hochqualifizierte Fachkräfte in Gesundheitsberufen abwandern, diese vor Ort fehlen. Gleichzeitig darf aber nicht aus dem Blick verloren werden, dass es dabei um die individuellen Lebensbedingungen und -entwürfe dieser Menschen geht: Wer möchte gut ausgebildeten Menschen verbieten, ihren Beruf in einem Land mit besseren Lebensbedingungen nachzugehen? Wie gut sie dann in dem jeweiligen Land in ihrem Beruf aufgenommen werden, ist eine andere Frage, wie sich etwa bei Ärztinnen und Ärzten durch Herausforderungen in interkulturellen Behandlungsteams zeigt. Auch kann eine Ärztin oder ein Arzt aus einem anderen Land aufgrund von Xenophobie auf Widerstände von österreichischen Patientinnen und Patienten stoßen. Die Herausforderung der Interkulturalität im Krankenhaus kann sich also in vielen Facetten zeigen (Steger, 2019). In der vorliegenden Untersuchung soll der Fall von Patientinnen und Patienten aus anderen Ländern in einem deutschsprachigen Land in den Blick genommen werden. Dabei soll es um Menschen mit Demenz und ihre Angehörigen gehen, weil die Zahl der von einer Demenz betroffenen Menschen jährlich zunimmt (Alzheimer's Disease International, 2020) und sich für diese Konstellation besonders große Herausforderungen stellen, wie im folgenden Abschnitt gezeigt wird.

1.2 *Zunahme von Menschen mit Demenz (mit Migrationshintergrund)*

Aktuell sind weltweit 50 Millionen Menschen an Demenz erkrankt (Alzheimer's Disease International, 2018). Die Zahl der Erkrankungen wird sich im Jahr 2030 verdoppelt und 2050 voraussichtlich verdreifacht haben (Alzheimer's Disease International, 2018). Der größte Risikofaktor für eine Demenz ist das Alter: ab einem Alter von 65 Jahren besteht ein erhöhtes Risiko an einer Demenz zu erkranken.

Die Herausforderungen der Gegenwart und aufgrund der steigenden Zahlen noch viel mehr der Zukunft, die Demenz für die ganze Gesellschaft mit sich bringt, betreffen beispielsweise die Integration von Menschen mit Demenz in die Gesellschaft, Pflegekapazitäten, den Einsatz von

Robotern, Künstlicher Intelligenz (KI) und Überwachungssystemen in der Pflege, die Belastung der Angehörigen und eine möglichst zuverlässige frühe Demenzdiagnose, um sinnvoll medikamentös und nicht-medikamentös intervenieren zu können.

Demenz ist der Oberbegriff und impliziert eine Reihe von Krankheitsbildern, wie z.B. vaskuläre Demenzen, frontotemporale Demenz, Lewy-Body-Demenz und Alzheimer. Vaskuläre Demenzen werden durch Gefäßkrankheiten hervorgerufen. Der Beginn der Erkrankung erscheint sehr plötzlich (Legal/Preuß, 2015). Bei der frontotemporalen Demenz sind die Veränderung des Verhaltens und des Antriebs Hauptsymptome. Der Verlust des Gedächtnisses steht bei dieser Form der Demenz nicht im Vordergrund. Vielmehr fallen Menschen mit frontotemporaler Demenz vor allem wegen ihres aggressiven und sozial nicht angepassten Verhaltens auf. Als eine Kombination aus Alzheimer und Morbus-Parkinson kann wiederum die Lewy-Body-Demenz verstanden werden. Die kognitiven Fähigkeiten lassen nach, gleichzeitig zeigen sich motorische Tremor-Symptome wie bei Parkinson. (Ebd.) Die häufigste Demenz ist Alzheimer mit etwa 70 Prozent aller Demenzen. Die Erkrankung wurde nach dem deutschen Psychiater Alois Alzheimer benannt. Er entdeckte die Erkrankung bereits 1906. Alzheimer ist die Demenz-Form, die unabhängig von Bildung und Lebensstil jeden treffen kann (Maurer/Maurer 2015). Die Alzheimer-Erkrankung wird deshalb auch im Zentrum dieses Buches stehen. Wenn im Folgenden von einer Demenz die Rede ist, steht dabei vor allem die Alzheimer-Demenz im Fokus. Alzheimer zählt zur Gruppe der primären Demenzformen. Das bedeutet, dass das Gehirn direkt erkrankt ist und die hirnorganischen Erkrankungen nicht heilbar sind, sondern stetig fortschreiten. Im Gegensatz zu primären Demenzen entstehen sekundäre Demenzen aufgrund anderer körperlicher Beeinträchtigungen. Das Gehirn reagiert auf ein körperliches Problem, wie z.B. Medikamente oder Mangelzustände. Sekundäre Demenzen können aufgrund der Möglichkeit, konkret Einfluss zu nehmen, verbessert, stabilisiert oder sogar geheilt werden (Wallesch/Förstl, 2017). Nicht selten treten auch Mischformen auf, z.B. Alzheimer mit vaskulärer Demenz.

Der Verlauf der Alzheimer-Erkrankung wird grob in drei Stadien eingeteilt: (1) Im Frühstadium nimmt die Gedächtnisleistung kontinuierlich ab, Gegenstände werden verlegt, Wortfindungsstörungen machen sich häufig bemerkbar, starke Stimmungsschwankungen fallen auf und die Orientierungsfähigkeit lässt nach. Die Probleme im Alltag werden von den Betroffenen selbst wahrgenommen, was sie belastet und in weiterer Folge zur Depression führen kann. Gleichzeitig ist die Differentialdiagnose zur

Depression jedoch eine Herausforderung, weil Menschen im frühen Stadium der Demenz häufig über Traurigkeit klagen und Menschen mit einer Depression im Alter eine höhere Vergesslichkeit an sich bemerken. (2) Im mittleren Stadium verstärken sich die Probleme in der selbstständigen Lebensführung. Im Alltag wird Hilfe zum Einkaufen, Kochen, Benutzen von Verkehrsmitteln, etc. benötigt, was beim Betroffenen angesichts seiner Hilflosigkeit Aggressionen auslösen kann, das sogenannte herausfordernde Verhalten. Zudem ist häufig der Schlaf-Wach-Rhythmus gestört, sodass Menschen mit Demenz tagsüber oftmals träge und müde sein können, aber nachts umherlaufen (Wandering), was wiederum für die Angehörigen äußerst belastend ist. In diesem Stadium können auch psychiatrische Begleitsymptome auftreten, z.B. das Gefühl, bestohlen zu werden. (3) Im schweren Stadium verlieren Menschen mit Demenz ihre verbalen und motorischen Fähigkeiten, sodass sie gewaschen und angekleidet werden müssen und ihnen das Essen angereicht werden muss. Vertraute Personen werden nicht mehr erkannt und/oder ihre Namen vergessen. Die Patienten werden oftmals bettlägerig und müssen künstlich ernährt werden, weil sie nicht mehr schlucken können. (Maier et al., 2011)

Wie genau Alzheimer entsteht, ist nach wie vor nicht völlig geklärt. Es wird davon ausgegangen, dass die Entstehung multifaktoriell ist, d.h. dass genetische, umweltbedingte und andere Faktoren zusammen Alzheimer verursachen. Mittels Magnetresonanztomographie (MRT) und Computertomographie (CT) kann Alzheimer an Ablagerungen von fehlgefalteten Proteinen (Amyloid-β), die sich zu harten, unauflöslichen Plaques anhäufen, erkannt werden (Wallesch/Förstl, 2017). Für eine sichere Diagnose sind weitere Screenings, Tests und eine Anamnese erforderlich. Eine Vermutung ist, dass die Schädigung der Nervenzellen bereits Jahre oder sogar Jahrzehnte vor der Diagnose beginnt (Wallesch/Förstl, 2017). Was konkret präventiv gegen Alzheimer getan werden kann, ist aufgrund vieler Unsicherheiten nicht klar. Dennoch wird davon ausgegangen, dass sich ein gesunder Lebensstil, soziale Kontakte sowie geistige und körperliche Aktivität positiv auswirken (Wallesch/Förstl, 2017; Lenzen-Schulte, 2018). Menschen mit Demenz werden im Laufe der Erkrankung aufgrund des Gedächtnisverlustes, der psychiatrischen Begleitsymptome, dem Verlust der Orientierung sowie schließlich dem Verlust der motorischen Fähigkeiten zum Pflegefall. Das stellt eine große Belastung für die Angehörigen dar, vor allem solange sie den Menschen mit Demenz zu Hause betreuen und pflegen (Gräßel/Behrndt, 2016). Der Medizinpsychologe Elmar Gräßel und Dirk Niefanger verstehen deshalb Angehörige von Menschen mit Demenz als *sekundär Betroffene* und Menschen mit Demenz als *primär*

Betroffene (Gräßel/Niefanger, 2012). Diese Differenzierung macht deutlich, dass eine Demenz nicht nur die Erkrankte oder den Erkrankten betrifft, sondern auch das ganze Umfeld. Dies gilt es in weiterer Folge auch bei der Arzt-Patienten-Kommunikation zu berücksichtigen.

Darüber hinaus ist die Versorgung von Menschen mit Demenz aber auch eine finanzielle Herausforderung für die Gesellschaft. Im Jahr 2010 betrugen die Gesamtkosten für die Versorgung von Menschen mit Demenz 604 Milliarden US-Dollar (Wallesch/Förstl, 2017). Für das Jahr 2018 wurde eine Billion US-Dollar Kosten errechnet (Alzheimer's Disease International, 2018). Intensiv wird an den Ursachen und möglichen Gegenmitteln geforscht. Seit 1998 wurden rund 100 Medikamente gegen Alzheimer getestet, nur vier davon wurden für die Behandlung von Menschen mit Demenz zugelassen und auch diese können lediglich die verschiedenen Begleitsymptome reduzieren (Alzheimer's Disease International, 2018). Gestoppt oder geheilt werden kann die Alzheimer-Erkrankung nach wie vor nicht. Das *Deutsche Ärzteblatt* titelte im Februar 2018: „Antidementiva scheitern reihenweise. Kein Forschungszweig stagniert so sehr wie die Suche nach einem Mittel gegen Alzheimer." (Lenzen-Schulte, 2018, A200)

Ein Bereich, an dem schon länger intensiv geforscht wird, ist die Impfung gegen Alzheimer. Es gab auch schon positive Ergebnisse im Rahmen von Tierversuchen mit Mäusen, in denen die Amyloidbildung im Gehirn, die als maßgeblich für den geistigen Abbau gilt, verhindert, aufgehalten und sogar rückgängig gemacht werden konnte. Allerdings scheiterten die Forscherinnen und Forscher in der darauffolgenden Studienphase, in welcher der Versuch unternommen wurde, diese Ergebnisse an Menschen anzuwenden. In der Studienphase mit Menschen kam es zu Entzündungen des Gehirns und der Hirnhäute, es musste abgebrochen werden. (Zeltins et al. 2017) Zwei Ziele werden im Rahmen der Forschung an der Alzheimer-Impfung verfolgt: Einerseits sollten Antikörpertherapien gegen Alzheimer bei bereits betroffenen Menschen entwickelt werden und andererseits wird versucht, eine Impfung im klassischen Sinne zu entwickeln, die bereits bei gesunden Menschen die Entstehung der Plaques im Gehirn verhindern soll. Damit ein solcher Impfstoff wirken kann, muss eine starke Antikörperproduktion ausgelöst werden, um die Plaqueablagerungen zu verhindern. Es wird in diesem Zusammenhang davon ausgegangen, dass eine Impfung für Menschen, die sich bereits in einem frühen Stadium der Alzheimer-Erkrankung befinden, zu spät käme, weil sie prophylaktisch angewandt werden müsste (Bachmann et al. 2018).

Auch wenn viel Geld in Forschung gegen Alzheimer investiert wird und intensiv nach medizinischen Lösungen gesucht wird, scheint das Gehirn so komplex zu sein, dass wirksame Medikamente gegen Alzheimer – und nicht nur gegen Begleitsymptome – noch nicht so schnell entwickelt werden können. Das macht gleichzeitig deutlich, dass es ein Gebot der Stunde sein muss, jenen Menschen, die von Alzheimer betroffen sind, ein gutes Leben zu ermöglichen (Schmidhuber, 2020). Das Fördern und Ermöglichen eines guten Lebens mit Demenz beginnt mit sensibler, der Patientin oder dem Patienten angemessener Kommunikation im Arzt-Patienten-Gespräch bei der Diagnosestellung, gefolgt vom Bereitstellen von Unterstützungsmöglichkeiten für primär und sekundär Betroffene.

Aus der oben erfolgten Beschreibung des Verlaufs der Erkrankung wird deutlich: Demenz-Symptome schränken Betroffene ein, sodass sie immer weniger zur selbstständigen Lebensführung fähig sind. Wenn Angehörige beschließen, einen Menschen mit Demenz in der Familie zu pflegen, ist dies deshalb mit großen Belastungen verbunden. Tageszentren und Pflegeheime können Angehörige unterstützen und entlasten. Dennoch scheint es aufgrund der zunehmenden Anzahl von Menschen mit Demenz erforderlich, sie – zumindest bis zum mittleren Stadium – verstärkt in die Gesellschaft zu integrieren. Der deutsche Soziologe, Reimer Gronemeyer, appelliert in diesem Zusammenhang an die Gesellschaft „Menschen mit Demenz gastfreundlich aufzunehmen" (Gronemeyer, 2013, S. 256). Er geht noch einen Schritt weiter, indem er die Bereitschaft einfordert, Demenz als Teil des Alt-Werdens und nicht als Krankheit zu verstehen (Ebd.). Diese Perspektive soll im Folgenden dezidiert nicht eingenommen werden, weil – wie noch im Kontext der Interkulturalität deutlich werden wird – diese verheerend für Angehörige sein kann. Dem Gedanken Gronemeyers soll aber in der Hinsicht gefolgt werden, dass die Gesellschaft und damit auch die Begegnungen im Krankenhaus für Menschen mit Demenz gastfreundlicher und damit menschlicher gestaltet werden sollten. Gastfreundlichkeit fängt häufig mit Kommunikation an. Wie in Abschnitt 2.1 noch gezeigt wird, beginnt eine gastfreundliche Kommunikation oftmals nonverbal, nämlich mit einem Lächeln.

Diese Gastfreundlichkeit gilt es auch für Menschen mit Demenz mit Migrationshintergrund zu leben, denn sie sind in doppelter Weise fremd: Einerseits entfremdet die Demenz von anderen Menschen aufgrund der Abnahme der kognitiven Fähigkeiten und damit einhergehender Verwirrtheit und Orientierungslosigkeit und andererseits werden sie als Menschen mit Migrationsbiografie ohnehin als fremd wahrgenommen. Menschen, die in den 1960er und 1970er-Jahren nach Österreich als sogenannte Gastarbeiter zur Arbeit auf begrenzte Zeit eingeladen wurden, sind oftmals geblieben und holten ihre Familien nach, was vor allem daran lag, dass die Lebensbedingungen in Österreich als wesentlich besser für sich selbst und die Familie wahrgenommen wurden (Douschan, 2015). Es handelt sich dabei um jene Menschen, die nun in das Alter kommen, in der die Wahrscheinlichkeit, an einer Demenz zu erkranken, zunimmt (Tezcan-Güntekin, 2018).

Die Belastungen und Herausforderungen, die eine Demenz für primär Betroffene, die Angehörigen und die Gesellschaft als Ganzes mit sich bringt, lassen nicht unbedingt als erstes an Kommunikation denken. Vielmehr – so wurde gezeigt – steht die medizinische Forschung im Vordergrund des Interesses, um verschiedene Demenzformen im besten Fall eines Tages heilen oder sogar gänzlich vermeiden zu können. Im Folgenden soll jedoch gezeigt werden, dass der guten Kommunikation mit Menschen mit Demenz, insbesondere im Arzt-Patienten-Gespräch, mehr Beachtung geschenkt werden muss, um den betroffenen Menschen Rechnung zu tragen. Zunächst sollen Grundlagen der menschlichen Kommunikation in den Blick genommen werden, die auch Herausforderungen im Arzt-Patienten-Gespräch darstellen.

2. Herausforderungen in der Arzt-Patienten-Kommunikation

2.1 Menschliche Kommunikation: Grundlagen

Wenn Menschen miteinander sprechen, kommunizieren sie miteinander. Dabei handelt es sich aber um viel mehr als nur den Austausch von Worten. Im Wesentlichen sind drei Formen der menschlichen Kommunikation zu unterscheiden: die verbale, die nonverbale und die paraverbale Kommunikation. (Merse, 2020) Mit verbaler Kommunikation ist das gesprochene Wort gemeint. Es wird davon ausgegangen, dass weniger als zehn Prozent der Information auditiv wahrgenommen werden. (Ebd.) Das macht deutlich, wie wesentlich die anderen beiden Kommunikationsformen sind. Zur nonverbalen Kommunikation, welche zu 80 % adressiert und rezipiert wird (Ebd.), zählen Mimik, Gestik und die Körperhaltung. All dies zählt zur Körpersprache, die meist unbewusst eingesetzt wird – außer von Menschen, die aus beruflichen Gründen ihre Körpersprache ganz gezielt einsetzen wollen, z.B. Politikerinnen und Politiker, und sich deshalb darin schulen lassen. Eine ganz wesentliche mimische Kommunikation ist das Lächeln, das über alle Kulturen hinweg als universal gilt und deshalb „die wichtigste und kürzeste Brücke in der Kommunikation mit anderen Menschen“ (Ebd., 62) ist. Unter paraverbaler Kommunikation versteht man Stimmlage, Intonation und Stimmmodulation. Mit den Worten von Stefanie Merse: „Die paraverbale Kommunikation ist wie eine Begleitmusik, welche die verbale und nonverbale Kommunikation untermalt, unterstreicht und einbettet.“ (Ebd., 62) So erkennen wir etwa an der Stimmlage, ob etwas freundlich oder unfreundlich gemeint ist. Dieselben Worte können aufgrund nonverbaler und paraverbaler Kommunikation positiv oder negativ bei der Empfängerin oder beim Empfänger ankommen. Ein einfaches Beispiel soll dies verdeutlichen: Wenn ich in einem Café keinen freien Tisch mehr finde, mich deshalb zu jemand Fremden an den Tisch setzen möchte und ihn höflich frage, ob er damit einverstanden ist, kann er mir auf verschiedene Arten begegnen. Er kann mit gerunzelter Stirn und in mürrischem Ton *Nehmen Sie ruhig Platz* sagen. Oder er kann dies mit einem Lächeln und in einer freundlichen Stimmlage sagen. Dieselben Worte können also aufgrund nonverbaler und paraverbaler Signale völlig unterschiedliche Wirkung auf die Empfängerin oder den Empfänger der Botschaft haben. Dies ist nicht nur in unserem Alltagssprachgebrauch so, sondern insbesondere auch in der Arzt-Patienten-Kommunikation, wie im Folgenden noch gezeigt wird. Gerade in Situationen, in denen es um schwerwiegende Mitteilungen und auch Entscheidungen geht, sind nonverbale und paraverbale Kommunikation von großer Bedeutung. Dass aber bereits eine freundliche oder unfreundliche Begegnung in einem Café, in der es um eine ganz triviale und im Grunde unbedeutende Frage nach einem freien Platz geht, unser Befinden beeinflussen kann – kaum jemand wird sich am Tisch des mürrisch antwortenden Gastes wohlfühlen – macht deutlich, dass menschliche Kommunikation schon grundsätzlich eine Herausforderung ist. Denn alles was wir sagen, hat Auswirkung auf unser Gegenüber, dem wir etwas mitteilen. Auch wenn wir vieles unbedacht machen, wie etwa gähnen oder nur mürrisch sind, weil der Arbeitstag anstrengend ist, und dies gar nichts mit dem Gegenüber zu tun hat, sind es Signale die wir aussenden.

Die prominenten Kommunikationspsychologen Paul Watzlawick und Friedemann Schulz von Thun zeigen in ihren zu Klassikern gewordenen Theorien, wie missverständnisanfällig menschliche Kommunikation ist. Aufgrund der wichtigen Grundlagen, die Watzlawick und Schulz von Thun in ihren Werken für die Kommunikationspsychologie beigetragen haben, sollen diese hier näher vorgestellt und im Kontext des Arzt-Patienten-Gespräches betrachtet werden. Es wird im weiteren Verlauf dieses Buches auch immer wieder deutlich werden, wie sehr diese Modelle in der Kommunikation als hilfreiches Basiswissen dienen.

2.1.1 Paul Watzlawick

Paul Watzlawick hat mit Kollegen (Watzlawick et al., 2007) fünf Grundregeln (auch Axiome) menschlicher Kommunikation entwickelt, an denen auch gut gezeigt werden kann, wie ein Arzt-Patienten-Gespräch beeinflusst werden kann: (1) Man kann nicht nicht kommunizieren, (2) Jede Kommunikation hat einen Inhalt- und einen Beziehungsaspekt, (3) Kommunikation ist immer Ursache und Wirkung, (4) Menschliche Kommunikation bedient sich analoger und digitaler Modalitäten, (5) Kommunikation ist symmetrisch oder komplementär. (Vgl. Watzlawick et al., 2007)

(1) Man kann, „wie immer man es auch versuchen mag, nicht *nicht* kommunizieren.“ (Ebd., 51) Diese Grundregel besagt, dass sich Kommunikation nicht nur auf Worte beschränkt. Wie schon oben gezeigt wurde, spielt auch nonverbale Kommunikation eine große Rolle, dazu

zählen Gesten, die Körperhaltung, das Halten von Augenkontakt und der Gesichtsausdruck (vgl. auch Röhner/Schütz 2020). Patientinnen und Patienten sind meistens in einer besonders vulnerablen Situation und deshalb auch sensibel im Hinblick darauf, wie die Ärztin oder der Arzt etwas sagt. Schaut die Ärztin oder der Arzt ständig im Gespräch auf die Uhr, gähnt wiederholt, rollt bei Nachfragen mit den Augen oder runzelt die Stirn, kann das Patientinnen und Patienten verunsichern. Aus einer objektiven Perspektive ließe sich argumentieren, dass die Ärztin oder der Arzt vielleicht nach einer langen Nachtschicht schon müde ist oder noch weitere wichtige Patientengespräche führen muss und man die nonverbalen Zeichen nicht allzu persönlich nehmen und auch nicht überbewerten soll. Ist man aber als Patientin oder Patient direkt betroffen und macht sich große Sorgen um die eigene Gesundheit oder auch die eines Angehörigen, wird man diese objektive Perspektive schwer einnehmen können. Deshalb ist es eine grundlegende ärztliche Aufgabe, im Arzt-Patienten-Gespräch auch auf die nonverbale Kommunikation zu achten.

(2) „Jede Kommunikation hat einen Inhalts- und einen Beziehungsaspekt." (Watzlawick et al., 2007, 56) Über den Inhaltsaspekt wird die Information vermittelt, der Beziehungsaspekt zeigt, wie die Beziehung zur Empfängerin oder zum Empfänger ist, nicht nur in Worten, auch in der nonverbalen Kommunikation. So macht es einen großen Unterschied, ob die Ärztin oder der Arzt herablassend lächelt, wenn die Patientin oder der Patient eine Frage stellt, oder aufmunternd nickt. Mit einem aufmunternden Nicken wird eine wohlwollende Einstellung gegenüber der Patientin oder dem Patienten signalisiert, während ein als herablassend wahrgenommenes Lächeln als Signal der Überlegenheit wahrgenommen werden kann. Die Beziehung wird über verbale und nonverbale Signale definiert. Schulz von Thun hat dieses Axiom noch tiefergehend spezifiziert, wie noch gezeigt wird.

(3) Kommunikation ist immer Ursache und Wirkung. (Vgl. ebd.) Damit ist gemeint, dass alle Teilnehmenden in einer Interaktion der Beziehung eine Struktur geben, auf jeden Reiz eine Reaktion folgt und auch der Reiz zur Kommunikation zählt und kreisförmig verläuft. Konkret im Arzt-Patienten-Gespräch gedacht, kann dies in einem positiven Szenario folgendermaßen aussehen: Die Ärztin oder der Arzt ermuntert die Patientin oder den Patienten zur Fragestellung – die Patientin oder der Patient stellt eine Frage – die Ärztin oder der Arzt gibt eine gut verständliche Antwort und ermuntert zu weiteren Fragen – die Patienten oder der Patient traut sich weitere Fragen zu stellen. Freilich ist

diese Ursachen-Wirkung-Kommunikation im kreisförmigen Verlauf auch umgekehrt denkbar, nämlich dass die Ärztin oder der Arzt eben nicht ermunternd auf Fragen reagiert, sondern die Augen verdreht, die Stirn runzelt o.ä. Das bewirkt bei der Patientin oder dem Patienten vermutlich, dass sie oder er sich nicht nachzufragen traut, was im schlimmsten Fall zu einer Zustimmung zu einer Behandlung führt, die die Patientin oder der Patient nie gewollt hat.

(4) „Menschliche Kommunikation bedient sich analoger und digitaler Modalitäten." (Ebd., 68) Analog ist der Beziehungsaspekt, bei welchem auch das Nonverbale eine Rolle spielt, der mehrdeutig und missverständnisanfällig ist. Hingegen digital ist der reine Inhaltsaspekt einer Nachricht, der zur Übermittlung von Wissen dient. Wenn eine Ärztin oder ein Arzt im Arzt-Patienten-Gespräch während der Beantwortung einer Frage der Patientin oder des Patienten aufsteht, dann wäre die digitale Modalität der Inhalt der Antwort, der analoge Aspekt wäre das Aufstehen, das missverständnisanfällig ist, weil es von der Patientin oder dem Patienten so aufgefasst werden könnte, dass sich die Ärztin oder der Arzt keine Zeit nehmen möchte, im Sitzen die Frage zu beantworten.

(5) „Zwischenmenschliche Kommunikationsabläufe sind entweder symmetrisch oder komplementär, je nachdem, ob die Beziehung zwischen den Partnern auf Gleichheit oder Unterschiedlichkeit beruht." (Ebd., 70) Hier meint die Symmetrie die Gleichheit der Gesprächspartnerinnen und Gesprächspartner. Komplementär ist das Gespräch bei Unterschiedlichkeit. Wie im nächsten Kapitel zu den Arzt-Patienten-Modellen gezeigt werden wird, gibt es verschiedene Vorstellungen, wie die Patientin oder der Patient und die Ärztin oder der Arzt kommunizieren sollen. In manchen Modellen wird Augenhöhe ergo die Symmetrie präferiert, in anderen wird die Komplementarität geschätzt, weil davon ausgegangen wird, dass die Ärztin oder der Arzt wegen des Fachwissens tatsächlich überlegen ist und auch sein sollte („doctor knows best").

2.1.2 Friedemann Schulz von Thun

Im Anschluss an das zweite Axiom von Watzlawick, jede Aussage habe einen Inhalts- und einen Beziehungsaspekt diagnostizierte Schulz von Thun vier Seiten einer Nachricht, die wir in der zwischenmenschlichen Kommunikation entweder senden oder empfangen (Schulz von Thun,

1981). Dabei ist zwischen vier Ebenen zu unterscheiden: Sachebene, Beziehungsebene, Selbstkundgebung und Appell. Das bedeutet, dass sowohl von Seiten der Ärztin oder des Arztes als auch der Patientin oder des Patienten eine Botschaft auf eine der vier Arten gesendet, aber auch empfangen werden kann. Der Satz „Wir müssen noch weitere Untersuchungen machen." der Ärztin oder des Arztes im Arzt-Patienten-Gespräch kann auf der Sachebene gemeint sein und auch bei der Patientin oder beim Patienten genauso ankommen: nicht mehr und nicht weniger als dass noch weitere Untersuchungen gemacht werden müssen. Wird der Satz jedoch auf der Beziehungsebene ausgesprochen und/oder verstanden, dann könnte verstanden werden, dass die erste Untersuchung nicht funktioniert hat, deshalb keine brauchbaren Ergebnisse zeigt oder so schlimme Ergebnisse zeigt, dass noch weitere Untersuchungen gemacht werden müssen. Auf der Beziehungsebene könnte die Patientin oder der Patient verstehen, dass er oder sie bei der ersten Untersuchung etwas falsch gemacht hat. Bei der Selbstkundgebung wiederum könnte interpretiert werden, dass die Ärztin oder der Arzt etwas falsch gemacht hat und deshalb die Untersuchung wiederholt werden muss. Wird die Nachricht auf dem Appellohr gehört, dann könnte die Patientin oder der Patient sich aufgerufen fühlen, gleich die nächste Untersuchung zu planen und ihren oder seinen Terminkalender aus der Tasche holen. Diese vier Ebenen zeigen sehr deutlich, wie schnell Missverständnisse im Arzt-Patienten-Gespräch entstehen können, ohne dass viel gesagt wurde. Deshalb ist es besonders wichtig, dass Patientinnen und Patienten den Mut haben, nachzufragen, wenn die Ärztin oder der Arzt etwas ausspricht, das nicht verstanden wurde. Andererseits ist freilich die Art der Kommunikation des ärztlichen Personals wesentlich. Denn die ärztliche Aufgabe ist es, die Patientinnen und Patienten gut aufzuklären und keineswegs, sie mit Halbsätzen zu verunsichern. So könnte der Satz „Wir müssen noch weitere Untersuchungen machen." der vielleicht noch mit einem nonverbalen Stirnrunzeln ausgesprochen wird, viel an Deutungsmöglichkeiten reduzieren, indem er begründet wird: „Wir müssen noch weitere Untersuchungen machen, ich kann zu wenig auf der Bildgebung erkennen, da muss es einen technischen Fehler gegeben haben."

Eine Botschaft rein auf Sachebene zu verstehen, fällt in der menschlichen Kommunikation grundsätzlich schon schwer, aber umso mehr noch, wenn man als Patientin oder Patient einer Ärztin oder einem Arzt gegenübersitzt und eine Diagnose erwartet. In solchen Situationen spielen Ängste und Sorgen eine wesentliche Rolle, die Menschen in ihrer Wahrnehmung beeinflussen.

2.2 *Die Rolle der Kommunikation in Arzt-Patienten-Modellen*

Wie an den klassischen kommunikationspsychologischen Modellen bereits deutlich wurde, ist zwischenmenschliche Kommunikation stets mit Herausforderungen und möglichen Missverständnissen verbunden. Das ist einerseits im Privatleben der Fall, andererseits auch im Berufsleben. Ein besonders sensibler Bereich der Kommunikation ist jener zwischen ärztlichem Personal und Patientinnen und Patienten. Denn hier kann es zu unterschiedlichen Vorstellungen der jeweiligen Rolle im Gespräch kommen, was wiederum zu Missverständnissen führen kann und diese können in der Medizin folgenschwer sein.

Grundsätzlich wird von drei Modellen des Arzt-Patienten-Verhältnisses ausgegangen, die sehr unterschiedliche Rollenzuschreibungen im Blick haben: Das hippokratische Modell, das Vertragsmodell und das Partnerschaftsmodell (Schöne-Seifert, 2007).

Das *hippokratische Modell*, angelehnt an den Eid des Hippokrates, gilt als paternalistisches Modell. Hier entscheidet die Ärztin oder der Arzt für die Patientin oder den Patienten, weil sie oder er aufgrund des Fachwissens auch weiß, was das Beste für die Patientin oder den Patienten ist. Ohne dass repräsentative Studien dazu vorlägen, wird angenommen, dass dieses Modell nach wie vor eher von älteren Menschen bevorzugt wird, da sie tendenziell noch die Vorstellung der Ärztin oder des Arztes eines *Gottes in Weiß* haben. Die Patientin oder der Patient will gar keinen Gebrauch ihres oder seines Rechts auf Autonomie machen, vielmehr will sie oder er, dass „ein aufopferungsbereiter Arzt die Verantwortung und den Entscheidungsprimat im Dienst des Patientenwohls“ (Ebd., S. 88) übernimmt. Das Abgeben der Autonomie an die Ärztin oder den Arzt stellt an und für sich noch kein Problem dar, problematisch wird es erst dann, wenn eine Ärztin oder ein Arzt die Patientenautonomie untergräbt, obwohl die Patientin oder der Patient entscheidungsfähig wäre und ihre oder seine Entscheidung, z.B. zu einer Behandlungsbegrenzung, auch deutlich kommuniziert. Es ist jedoch nicht Aufgabe der Ärztin oder des Arztes die autonome Entscheidung der Patientin oder des Patienten zu beurteilen, denn die Patientenautonomie ist ein Abwehrrecht (Ebd.). Selbst wenn die Entscheidung von ärztlicher Seite als unvernünftig wahrgenommen wird – etwa im Falle einer Verweigerung der Bluttransfusion von Zeugen Jehovas – darf nicht gegen den Willen der Patientin oder des Patienten gehandelt werden. Der springende Punkt ist in diesem Zusammenhang, dass die

Patientin oder der Patient auch tatsächlich entscheidungsfähig ist.[2] Dann ist die Rede von einem starken Paternalismus (Ebd.).

Im Gegensatz dazu spricht man von einem schwachen Paternalismus, wenn die Wünsche und/oder der Wille und in weiterer Folge die Entscheidungsfähigkeit der Patientin oder des Patienten von ärztlicher Seite nicht für hinreichend autonom gehalten werden können. Hier muss die Ärztin oder der Arzt sich dessen bewusst sein, dass eine Entscheidung der Patientin oder des Patienten, die sie oder er nicht für klug hält – z.B. weil sie religiös begründet wird –, nicht notwendigerweise bedeutet, dass diese nicht autonom gefällt wurde. Dass diese Tendenz, die Autonomie vorschnell abzusprechen, von ärztlicher Seite besteht, ist in gewisser Weise nachvollziehbar, wenn eine ärztliche Indikation für eine Behandlung gegeben ist, sich eine Patientin oder ein Patient aber trotzdem aufgrund ihres subjektiven Krankheitsverständnisses dagegen entscheidet. Bei Menschen mit Demenz hingegen ist aber ab dem späten mittleren Stadium der Erkrankung die Wahrscheinlichkeit groß, dass die kognitiven Fähigkeiten schon so weit beeinträchtigt sind, dass es schwierig für sie ist, autonome Entscheidungen in Bezug auf komplexe Sachverhalte zu treffen. Aber auch bei ihnen gilt, dass sie nicht übergangen werden dürfen und versucht werden muss, ihren autonomen Willen zu eruieren.[3] Dass jedoch die Gefahr besteht, Menschen mit Demenz aufgrund dieser Diagnose nicht mehr in die Kommunikation einzubeziehen und eher über als mit ihnen zu sprechen, wird in späteren Abschnitten dieses Buches noch deutlich werden.

Das *Vertragsmodell* ist in Analogie zu einem Beratungsgespräch zu sehen. Patientinnen und Patienten kommen mit einem Anliegen und möchten gut beraten werden, was sie tun könnten. Sie wollen „nicht mehr und nicht weniger als kompetente fachliche Dienstleistungen" (Ebd., S. 88), verschiedene Optionen hören und sich dann selbst entscheiden, wie beim Kauf eines Autos. So will eine Patientin oder ein Patient, die oder der das Vertragsmodell präferiert, dass ihr oder ihm die verschiedenen Behandlungsoptionen nachvollziehbar dargestellt werden, die sie oder er dann auf Basis ihrer oder seiner eigenen Überlegungen annimmt oder ablehnt.

Es wird angenommen, dass es sich hierbei um Patientinnen und Patienten handelt, die ihrer Autonomie im Arzt-Patienten-Gespräch sehr deut-

---

2 Die Beurteilung der Entscheidungsfähigkeit von Patientinnen und Patienten ist eine eigene Debatte, auf die hier nicht näher eingegangen werden soll.

3 In einem Working Paper habe ich mich 2013 mit der Autonomie von Menschen mit Demenz näher beschäftigt. Vgl. dazu Schmidhuber (2013).

lich Ausdruck verleihen und oftmals mit einer eigenen Diagnose, die sie über Google eruiert haben, zur Ärztin oder zum Arzt kommen. Diese Patientinnen und Patienten können für ärztliches Personal kommunikativ eine besondere Herausforderung sein, weil es schwierig werden kann, die Symmetrie in der Arzt-Patienten-Kommunikation im Sinne Watzlawicks herzustellen, wenn sich die Patientin oder der Patient als Kundin oder Kunde versteht und die Ärztin oder den Arzt als Dienstleisterin oder Dienstleister. Die Ungleichheit wird also nicht von der Ärztin oder dem Arzt hergestellt, sondern von der Patientin oder dem Patienten. Das Appellohr nach Schulz von Thun kann auf ärztlicher Seite im Gespräch mit fordernden Patientinnen und Patienten aktiviert werden, was einer harmonischen Kommunikation eher wenig zuträglich sein wird.

Im *Partnerschaftsmodell* geht es um die gemeinsame Entscheidungsfindung zwischen Ärztin oder Arzt und Patientin oder Patient (shared decision making). Im Gegensatz zum Vertragsmodell, in dem die Patientin oder der Patient die Verantwortung für ihre oder seine Entscheidung selbst trägt, geht es im Partnerschaftsmodell um ein Gespräch auf Augenhöhe und die Ärztin oder der Arzt trägt Mitverantwortung für eine bestmögliche gemeinsame Entscheidung. Das entspricht genau dem, was Watzlawick als symmetrische Kommunikation beschreibt. Die Ärztin oder der Arzt legt der Patientin oder dem Patienten alle Möglichkeiten dar und berät gleichzeitig. Im Gegensatz zum Vertragsmodell, in dem sich die Patientin oder der Patient mehr als Kundin oder Kunde versteht, geht es der Patientin oder dem Patienten im Partnerschaftsmodell um ein Gespräch, in dem die Ärztin oder der Arzt nicht auf die Patientin oder den Patienten hinabschaut, sondern um das gemeinsame Ziel der besten Entscheidungsfindung. Umgekehrt versteht aber auch die Patientin oder der Patient die Ärztin oder den Arzt nicht als Dienstleisterin oder Dienstleister. Die Kommunikation läuft im besten Fall auf der Sachebene nach Schulz von Thun.

Nun ist es allerdings nicht so, dass sich Patientinnen und Patienten aussuchen können, nach welchem Modell die Ärztin oder der Arzt mit ihnen kommunizieren soll, sondern vielmehr hat das ärztliche Personal eine Form der Kommunikation meistens verinnerlicht. Hier kommt es freilich sehr darauf an, wie Medizinerinnen und Mediziner bereits im Studium ausgebildet werden, ob Arzt-Patienten-Kommunikation und Patientenautonomie eine wichtige Rolle spielen oder eben nicht. So sollte neben der grundlegenden Kenntnis der kommunikationspsychologischen Modelle von Watzlawick und Schulz von Thun auch trainiert werden, wie mit sehr fordernden Patientinnen und Patienten gesprochen werden kann, aber auch mit jenen, bei denen die Entscheidungsfähigkeit schwer zu eruieren ist.

Ein Review zur Frage „What is a good doctor?“ (Steiner-Hofbauer et al., 2017), welches diverse Studien mit Studierenden der Medizin, bereits in der Praxis tätigen Ärztinnen und Ärzten, Pflegepersonal und Patientinnen und Patienten zu ebendieser Frage, was eine gute Ärztin oder einen guten Arzt ausmacht, analysiert hat, kommt zu folgenden sechs Kategorien: general interpersonal qualities; communication and patient involvement; medical competence; ethics; medical management sowie teaching, research, and continuous education. Diese Studie belegt, dass die Bedeutung von Kommunikation und die Einbeziehung der Patientin oder des Patienten in die medizinische Entscheidungsfindung als eine von sechs äußerst wichtigen Fähigkeiten eines guten Arztes angesehen wird. „Doctors have to listen carefully to the needs of their patients and share information in an appropriate way, tailored to the abilities of their patients, to reach satisfying outcomes.“ (Ebd., S. 400) Das genaue, aufmerksame Zuhören und die klare, verstehbare Sprache werden dabei als besonders wesentlich betont.

Auch im Deutschen Ärzteblatt, der Ärztezeitung, die alle in Deutschland tätigen Ärztinnen und Ärzte erhalten, wird immer wieder versucht, die Bedeutung des Themas Arzt-Patienten-Kommunikation hervorzuheben und den praktisch Tätigen nahezulegen. So werden in einem Beitrag von Kutscher (2013) ähnliche Aspekte wie in der oben genannten Studie angesprochen: Das Anliegen der Patientin und des Patienten ernst nehmen; die eigene kommunikative Kompetenz ausbauen; für Verständlichkeit sorgen; Fragekompetenz erwerben; respektvoll und geduldig kommunizieren; die Patientin oder den Patienten bei der Entscheidung beteiligen; die Wahrnehmungsbrille des Patienten aufsetzen.

Diese sieben Tipps sind im Krankenhausalltag nicht so einfach umzusetzen, weil die ärztliche Tätigkeit eine besondere Herausforderung ist – es kann um Leben und Tod gehen – und die schon angesprochenen wirtschaftlichen Rahmenbedingungen oftmals wenig Raum und Zeit für gute Arzt-Patienten-Gespräche lassen. Dabei geht es hier noch gar nicht um speziell herausfordernde Situationen, wie sie im Folgenden noch thematisiert werden. Es handelt sich hier um ganz Grundlegendes, ohne unterschiedliche kulturelle Hintergründe und ohne demenzielle Erkrankung.

Die in diesem Abschnitt erörterten Aspekte, die im weiteren Verlauf dieser Überlegungen noch eine Rolle spielen, werden sich deutlich zuspitzen, wenn es um die Arzt-Patienten-Kommunikation mit Patientinnen und Patienten mit einem nicht westeuropäischen kulturellen Hintergrund geht und wenn der Umgang mit jenen Patientinnen und Patienten thematisiert wird, deren Entscheidungsfähigkeit aufgrund einer demenziellen Erkrankung nicht mehr in vollem Ausmaß gegeben ist. Es wird in der Analyse der Fälle in Abschnitt 5 noch deutlich werden, dass sich die Symmetrie in der Kommunikation bzw. das Partnerschaftsmodell, das im Sinne der Patientenautonomie zu fördern wäre, aufgrund dieser beiden Aspekte (Migrationsbiografie und Demenz) für Ärztinnen und Ärzte als schwer umsetzbar erweist.

2.3 Das Aufklärungsgespräch

Anhand der Überlegungen von Schulz von Thun und Watzlawick wurde in Abschnitt 2.1 bereits gezeigt, wie wesentlich es von Seiten des ärztlichen Personals ist, sowohl verbal als auch nonverbal sensibel im Arzt-Patienten-Gespräch zu kommunizieren. Das Aufklärungsgespräch ist dabei das Herzstück. Gibt es hier Missverständnisse, kann die Behandlung schief gehen (z.B. weil die Patientin oder der Patient nicht verstanden hat, was sie oder er selbst zum Behandlungserfolg beitragen muss) oder einer ungewollten Behandlung zugestimmt werden. Die Ärztin oder der Arzt muss die Patientin oder den Patienten so aufklären, dass sie oder er alles versteht, d.h. Fachvokabular sollte unbedingt vermieden werden und es muss Raum zur Nachfrage geben: Entweder es wird von ärztlicher Seite gefragt, ob alles verstanden wurde oder die Patientin oder der Patient wird sogar aufgefordert „die ärztliche Diagnose oder Therapieempfehlung in eigenen Worten zu wiederholen." (Kutscher 2013) Die zweite Variante kann freilich als unangenehm von Seiten der Patientin oder des Patienten aufgefasst werden, weil sie oder er sich wie in einer Prüfungssituation fühlt. Hier bedarf es großer Sensibilität der Ärztin oder des Arztes, um richtig einschätzen zu können, ob das Auffordern zur Wiederholung der Diagnose oder Therapieempfehlung gut aufgenommen wird oder eher für Unmut sorgen könnte. Das Gefühl, nicht von oben herab behandelt zu werden und sich in einer symmetrischen Kommunikationssituation zu befinden, kann viel Positives bewirken.

Dass das Aufklärungsgespräch bei Menschen, die aus einer anderen Kultur kommen und/oder eine demenzielle Erkrankung haben, besonders herausfordernd ist, wird noch deutlich werden. Interessant ist allerdings, und deshalb hier erwähnenswert, dass auch bei kognitiv gesunden Menschen ohne diese besonderen Herausforderungen, die selbst denken, alles im Aufklärungsgespräch verstanden zu haben, dies nicht der Fall ist

(Schütz et al., 2016). So zeigt eine Stichprobe von zehn Patientinnen und Patienten mit kognitiven Einschränkungen aufgrund einer Demenz und ihren Begleitpersonen, in der es um die Aufklärung für eine Teilnahme an einer klinischen Studie ging, dass auch die Begleitpersonen, die beim Aufklärungsgespräch anwesend waren, die Informationen anschließend nur zum Teil richtig wiedergeben konnten. Die Befragung zum Verständnis der Aufklärungsinformation erfolgte unmittelbar nach dem Gespräch. Bei den Probandinnen und Probanden mit leichter bis mittelschwerer Demenz lagen die Verständniswerte zwischen fünf und 50 Prozent. Bei den Begleitpersonen lagen die Werte zwischen 40 und 89 Prozent. Allerdings hatten die meisten Begleitpersonen einen Wert von über 60 Prozent. Das bedeutet jedoch, dass einige Begleitpersonen weniger als 50 Prozent der Aufklärungsinformation richtig wiedergeben konnten. Diese Studie zeigt sehr deutlich, dass offenbar an der verständlichen Kommunikation im Arzt-Patienten-Gespräch gearbeitet werden muss, um den erforderlichen Informed Consent zu erreichen.

Im Aufklärungsgespräch muss nämlich zur weiteren Behandlung ein Informed Consent bzw. eine informierte Einwilligung (auch Einwilligungserklärung) der Patientin oder des Patienten erreicht werden. Um von einer informierten Einwilligung sprechen zu können, ist es u.a. erforderlich, über Wirkung und Konsequenzen informiert zu sein. Üblicherweise wird eine Entscheidung einer Patientin oder eines Patienten als Informed Consent verstanden, wenn (1) die Patientin oder der Patient die kognitive Fähigkeit hat, eine Entscheidung zu treffen, (2) die Patientin oder der Patient alle notwendigen Informationen erhalten hat, um eine Entscheidung treffen zu können, (3) die Patientin oder der Patient in seiner Entscheidung nicht von anderen beeinflusst wird, z.B. von klinischem Personal oder von Angehörigen (Schöne-Seifert, 2007).

Allein diese drei Bedingungen sind schon schwer zu erreichen, dennoch wollen einige Autorinnen und Autoren diese drei Grundbedingungen noch erweitert wissen. So postulieren beispielsweise Emanuel et al. die Notwendigkeit der Berücksichtigung der Kultur und des Kontextes der Patientin oder des Patienten (Emanuel et al., 2008). Michael Peintinger wiederum betont in seinen Überlegungen zu einem mehrdimensional orientierten Informationsgespräch die Wichtigkeit, die Patientin oder den Patienten dazu zu bewegen, sich die Frage zu stellen, warum und wozu er krank geworden ist. Wenn man die Patientin oder den Patienten zum Nachdenken über sich und die Krankheit ermuntert, so Peintinger, wird die Patientenautonomie gefördert (Peintinger, 2003).

Aber selbst ohne diese Feinheiten, mit welchen Informed Consent noch erweitert werden kann, wird der Anspruch nur selten erfüllt. Denn eine Beeinflussung von außen ist rasch gegeben, Informationen können untergehen, falsch vermittelt oder falsch verstanden werden, etc. So stellt sich die Frage, wann eine Patientin oder ein Patient als tatsächlich kognitiv fähig, informiert und unbeeinflusst gelten und aufgrund dessen von ihrem oder seinem Selbstbestimmungsrecht Gebrauch machen kann. Im Folgenden sollen deshalb die Probleme des Informed Consent anhand dieser drei grundlegenden Aspekte verdeutlicht werden.

Bei manchen Erkrankungen wie Demenz, ist es eine besondere Herausforderung, die kognitiven Fähigkeiten zur Entscheidung zu ermitteln. Gerade bei psychiatrischen Krankheiten wird die Patientin oder der Patient oftmals vorschnell als entscheidungsunfähig eingestuft und es wird paternalistisch über sie oder ihn und die weitere Behandlungsmethode bestimmt. Dass es aber erforderlich ist, der Patientin oder dem Patienten – unabhängig von der Art der Erkrankung – eine angenehme Umgebung inklusive eines guten Gesprächsklimas zu schaffen, die Informationen angemessen zu vermitteln und ihre oder seine Tagesverfassung zu berücksichtigen, wird oftmals vergessen und deshalb ausführlich im folgenden Kapitel behandelt. Bei Menschen mit Demenz kommt es darauf an, die Diagnose möglichst früh zu stellen, damit die Erkrankung und damit die Abnahme der kognitiven Fähigkeiten noch nicht zu weit fortgeschritten ist. Dann ist es auch möglich, die Patientenwünsche für das fortgeschrittene Stadium der Erkrankung noch zu erfragen. Zudem kann eine Patientenverfügung erstellt und/oder eine Stellvertreterin oder ein Stellvertreter für Entscheidungen benannt werden, damit diese oder dieser in späteren Stadien, in denen die kognitiven Fähigkeiten für Entscheidungen abhandenkommen, statt der Patientin oder des Patienten entscheiden kann (Coors et al., 2015).

Es sollte auch reflektiert werden, dass es nie gewiss sein kann, dass die Patientin oder der Patient alle Erläuterungen der Ärztin oder des Arztes verstanden hat. Traut sich die Patientin oder der Patient nachzufragen, wenn sie oder er die Informationen nicht verstanden hat? Fühlen sich manche vielleicht überfordert, aber geben vor, alles verstanden zu haben, um sich keine Blöße zu geben? Wie bereits oben erläutert, sollte sich die Ärztin oder der Arzt diese Fragen im Arzt-Patienten-Gespräch stets selbst stellen, um es kommunikativ möglichst gut und für die Betroffenen angemessen zu gestalten. Die Information muss vollständig und genau sein, darf aber die Patientin oder den Patienten nicht überfordern (Emanuel et al., 2008). Idealerweise erfolgt eine Art Grundaufklärung nach welcher detaillierter nachgefragt werden soll. Die Patientin oder der Patient soll in diesem Gespräch auch Klarheit darüber gewinnen, welche prognostischen Aussagen unsicher sind, welche Nebenwirkungen auftreten können, usw. (Schöne-Seifert, 2007). Es stellt sich in diesem Zusammenhang allerdings die Frage, ob ärztliches Personal alles wissen kann, was gerade bei neueren medizinischen Methoden an Langzeitfolgen möglich ist. Es kann nicht davon ausgegangen werden, dass behandelndes ärztliches Personal – vor allem in Versorgungskrankenhäusern – immer am aktuellsten Forschungsstand ist. Vielmehr noch: Manches ist noch gar nicht erforscht, was aber für die Patientin oder den Patienten und ihre oder seine Entscheidung von wesentlicher Bedeutung sein kann. Auch diesen Raum des Nicht-Wissens gilt es im Aufklärungsgespräch offen zu kommunizieren, weil auch die Information des Nicht-Wissens eine wesentliche zur Entscheidungsfindung ist.

Der Grat zwischen Beratung und Beeinflussung ist sehr schmal, denn schnell kann das beratende Gespräch zum beeinflussenden werden. Es besteht nämlich eine nicht geringe Gefahr, dass ärztliches Personal und Angehörige die Patientin oder den Patienten in Entscheidungen beeinflussen. Das geschieht meist nicht mit böser Absicht, sondern oft wohlwollend und/oder wird gar nicht als solche wahrgenommen. Es kann sich um Überredung handeln, aber in schlimmeren Fällen auch um Manipulation und Zwang (Schramme, 2013). Bei der Überredung werden vermeintlich gute Gründe angeführt, sich so oder so zu entscheiden. Die Bedingung der Nicht-Beeinflussung für einen Informed Consent fällt aber dadurch weg. Wesentlich ist in diesem Zusammenhang, dass die Bedeutung der Entscheidung ohne Einfluss von außen in verschiedenen Kulturen unterschiedlich betrachtet wird. Dies wird in den folgenden Abschnitten dieses Buches noch deutlich werden.

Von Manipulation hingegen kann dann gesprochen werden, wenn z.B. psychische Schwächen einer Patientin oder eines Patienten ausgenutzt werden. Gerade in einer schwierigen Situation, in der es um die Entscheidung für oder gegen eine Therapie geht, sind Personen meist psychisch belastet und leichter beeinflussbar. Eine unredliche Ärztin oder ein unredlicher Arzt könnte beispielsweise versuchen, der Patientin oder dem Patienten eine neuartige Therapie als erfolgversprechend anzupreisen und dabei Nebenwirkungen verschweigen, weil sie oder er an dem Forschungsprojekt beteiligt ist und sich von der Teilnahme seiner Patientin oder seines Patienten neue Ergebnisse erwartet, die sie oder ihn im Projekt (und der Karriere) voranbringen. Von Zwang ist dann die Rede, wenn Anreize oder Bestrafungen in Aussicht gestellt werden, sofern sie oder er sich für oder gegen eine Therapie entscheidet (Schöne-Seifert, 2007).

Ein Aufklärungsgespräch hat also viel mit symmetrischer Kommunikation zu tun, damit alle wesentlichen Informationen von der Patientin oder dem Patienten verstanden werden und sie oder er auf dieser Basis weitere Entscheidungen für oder gegen von ärztlicher Seite vorgeschlagene Behandlungen treffen kann. Wenn aber als sinnvoll erachtete Behandlungen nicht den erhofften Erfolg bringen oder die Diagnose einer nicht heilbaren Erkrankung mitgeteilt werden muss (z.B. Alzheimer-Demenz), ist von ärztlicher Seite noch mehr empathische Kommunikation gefragt.

2.4 Breaking Bad News

Eine der besonders herausfordernden ärztlichen Aufgaben in der Kommunikation ist das Überbringen einer schlechten Nachricht. Das kann die Patientin oder den Patienten direkt betreffen, weil sie oder er eine unheilbare Krankheit hat oder eine Angehörige oder einen Angehörigen einer oder eines z.B. nach einer Operation verstorbenen Patientin oder Patienten. In diesem Zusammenhang gilt das sogenannte SPIKES-Modell seit über zwanzig Jahren als etabliert. Dieses haben Baile und Kollegen für das Überbringen schlechter Nachrichten in der Onkologie entwickelt (Baile et al., 2000). Es geht dabei um sechs Schritte, die erforderlich sind, um ein solches Gespräch bestmöglich zu gestalten. Die Autoren argumentieren, dass es unabdingbar ist, diese unangenehme ärztliche Aufgabe gut strukturiert zu bewältigen, weil sich Ärztinnen und Ärzte dann auch sicherer und wohler dabei fühlen werden. Darüber hinaus konstatieren Baile et al.:

> „It may also encourage patients to participate in difficult treatment decisions, such as when there is a low probability that direct anticancer treatment will be efficacious. Finally, physicians who are comfortable in breaking bad news may be subject to less stress and burnout." (Ebd., S. 305)

Aufgrund der Bedeutung des SPIKES-Modells in der Arzt-Patienten-Kommunikation werden die sechs Schritte hier vorgestellt, um es später auf den Kontext der interkulturellen Kommunikation mit Menschen mit Demenz und ihren Angehörigen zu transferieren (vgl. zum Folgenden ebd.)

1) Setting:

Hier geht es um den Gesprächsrahmen. Es ist wesentlich, eine geschützte Umgebung zu schaffen. Schwierige Gespräche auf dem Gang oder in Räumen, in denen ständig andere Personen vorbeigehen, unterbrechen oder stören, sind zu vermeiden. Wesentlich ist im Setting, dass die Möglichkeit gegeben ist, sich hinzusetzen, am besten einander gegenüber. Im Rahmen des Settings ist auch zu überlegen, ob ev. Bezugspersonen hinzugezogen werden sollen, damit sich die Patientin oder der Patient, die oder der eine schwierige Nachricht mitgeteilt bekommt, unterstützt fühlt. Hier gilt es jedoch, die Patientin oder den Patienten zu fragen, ob sie oder er das auch will. Manchen Personen ist es möglicherweise lieber, eine Nachricht dieser Art nicht im Beisein anderer zu erhalten.

2) Perception:

In diesem zweiten Schritt ist es erforderlich, zunächst zu eruieren, welchen Kenntnisstand die Patientin oder der Patient in das nun anstehende Gespräch mitbringt. Was ist bereits bekannt? Wurden schon von anderem klinischen Personal Informationen weitergegeben? In diesem Zusammenhang sollten offene Fragen gestellt werden, etwa: „Was wissen Sie bisher über Ihre medizinische Situation?" Aufgrund des Wechsels von klinischem Personal kann es nämlich durchaus sein, dass bereits verschiedene – im schlimmsten Fall sich widersprechende – Informationen mitgeteilt wurden. In diesem Zusammenhang können auch mögliche Missverständnisse oder falsche Voranahmen beseitigt werden.

3) Invitation:

Hier muss eingeschätzt werden, wie die Bereitschaft der oder des Betroffenen ist, die schlechte Nachricht aufzunehmen. Es bedarf besonderer Sensibilität, um die Patientin oder den Patienten nicht mit zu viel Informationen zu überfordern, die sie oder er in dieser ohnehin schwierigen Situation kaum alle erfassen können wird. Deshalb ist es auch hier am sinnvollsten, sich mit Fragen vorzutasten: „Wie soll ich Ihnen die Testergebnisse vorstellen? Soll ich Ihnen alle Ergebnisse ausführlich beschreiben oder nur die wichtigsten Ergebnisse skizzieren und eher den Behandlungsplan ausführlich beschreiben?" Wenn deutlich wird, dass die Patientin oder der Patient sich in dieser Situation nicht zu einem Gespräch bereit fühlt, soll sie oder er eingeladen werden, zu einem späteren Zeitpunkt das Gespräch wieder aufzunehmen.

4) Knowledge:

Nun geht es um die Wissensvermittlung, die, wie schon in den früheren Kapiteln deutlich wurde, ohne Fachtermini auskommen soll und möglichst verständlich formuliert werden muss. Wichtig ist auch hier, sensibel vorzugehen und die Patientin oder den Patienten darauf vorzubereiten, dass nun eine schlechte Nachricht kommt, z.B.: „Leider habe ich heute eine schlechte Neuigkeit für Sie." Zu direkt sollte die schlechte Prognose allerdings nicht mitgeteilt werden, v.a. wenn die Patientin oder der Patient nicht danach fragt, etwa danach, wie lange sie oder er noch zu leben hat. Zu vermeiden sind zudem Phrasen, die schnell über die Lippen kommen. Zu sagen, man wisse, wie sich die oder der Betroffene fühlt, wenn ein Krebs zum wiederholten Mal rezidiviert, obwohl schon an Heilung geglaubt wurde, kann die oder den Betroffenen wütend machen, weil es niemand wissen kann, die oder der noch nie in einer solchen Situation war. Es ist also ratsam, hier sehr vorsichtig zu formulieren und dennoch empathisch zu sein. Darum geht es auch im nächsten Schritt.

5) Exploration of Emotions:

„Responding to the patient's emotions is one of the most difficult challenges of breaking bad news." (Ebd., S. 306). Deshalb empfehlen Baile et al. ein Vorgehen in vier Schritten: Als erstes sollen die Emotionen erfasst werden, um sie dann im zweiten Schritt zu benennen. Dann soll, drittens, die Ursache für die Emotion benannt werden: „Sie sind jetzt wütend, weil die Chemo wieder nicht erfolgreich war". Schließlich gilt es, viertens, der Patientin oder dem Patienten Raum für seine Emotionen zu geben. Hier kann es manchmal besser sein, nichts zu sagen und ein Taschentuch zu reichen, sich möglicherweise auch einen wütenden Ausbruch anzuhören.

6) Strategy and Summary:

Im abschließenden Schritt des Gesprächs geht es nun darum zusammenzufassen und zu planen, welche weiteren Möglichkeiten gegeben sind. Die Besprechung des weiteren konkreten Vorgehens muss selbstredend abhängig vom aktuellen Befinden gemacht werden. Es sollten jedenfalls Ängste und Ungewissheiten abschließend vermindert werden, Patientenwünsche – wenn sie zu diesem Zeitpunkt bereits geäußert werden – berücksichtigt und Missverständnisse verhindert werden.

Dieses anspruchsvolle Konzept eines schwierigen Aufklärungsgespräch wird in späteren Kapiteln noch einmal aufgegriffen und im Kontext von Interkulturalität und Demenz seine Anwendung finden.

Nach den eben dargestellten Grundlagen der Kommunikation im Arzt-Patienten-Gespräch, die für sich alleine schon herausfordernd genug sind, geht es nun darum, die vorangegangenen Überlegungen mit Interkulturalität zu erweitern. In diesem Zusammenhang ist es zunächst erforderlich, die wichtigsten Begriffe zu klären.

3. Interkulturelle Kompetenz als Voraussetzung für gelingende interkulturelle Kommunikation

3.1 Kulturbegriff

Politische Kultur wäre der Versuch, einen Pudding an die Wand zu nageln (Kaase, 1983). So hat der deutsche Politikwissenschaftler, Max Kaase, bereits 1983 den schillernden Begriff der Kultur im Kontext seines Fachs beschrieben. Auch der britische Literaturtheoretiker Terry Eagleton sieht den Kulturbegriff kritisch und bezeichnet ihn als einen „ungeheuer modischen Begriff" (Eagleton, 2015, S. 61), der stark missbraucht werden kann, wenn gewisse Verhaltensweisen mit Kultur gerechtfertigt werden, obwohl es sich um Menschenrechtsverletzungen handelt, wie dies etwa bei der weiblichen Genitalverstümmelung[4] der Fall ist. Eagleton nennt die Kultur ein „zweischneidiges Schwert, sie ist zugleich kreativ und destruktiv" (Ebd., S. 66). Für den deutschen Anthropologen Arnold Gehlen wiederum ist Kultur etwas, das den Menschen als handelndes Wesen ausmacht. Indem der Mensch handelt, erzeugt er Kultur und schafft es so, für sich die Natur ins Lebensdienliche umzuwandeln (Gehlen, 2009).

Selbst in den praxisbezogenen Disziplinen wie der interkulturellen Managementforschung wird der Kulturbegriff nicht einheitlich verwendet (Barmeyer, 2018). So wird Kultur in dreierlei Hinsicht aufgefasst: Erstens als Wertesystem, welches Denken, Fühlen und Handeln beeinflusst, zweitens als Referenz- und Bedeutungssystem, das die Interpretation der Wirklichkeit auf sinnvolle Art und Weise ermöglicht und schließlich drittens, als System der Problembewältigung und Zielerreichung (Ebd.).

Epner und Baile (2012) weisen darauf hin, dass der Begriff im klinischen Setting multidimensional und dynamisch verstanden werden muss. Eine Liste von *Dos and Don'ts*, angelehnt an die Kultur einer Patientin oder eines Patienten, geht ihres Erachtens fehl. Vielmehr sind Epner und Baile der Ansicht, dass sich kulturelle Kompetenz im Krankenhaus in einem patientenzentrierten Ansatz äußert (Ebd.).

---

4 Die weibliche Genitalverstümmelung (Female genital mutilation, FGM) gilt in Teilen Afrikas, aber auch in anderen Ländern als Teil der Kultur. Die sehr jungen Mädchen, die sich verstümmeln lassen müssen, leiden ihr Leben lang an schmerzhaften Folgen der FGM. (Berg et al., 2010).

Dieser kurze Einblick in die sehr unterschiedlichen Verständnis- und Herangehensweisen an den Begriff der Kultur in verschiedenen wissenschaftlichen Disziplinen zeigt, wie schwer dieser zu fassen ist und wie unterschiedlich er verstanden werden kann. Diese Diversität macht auch vor dem Bereich der Medizin und der Kommunikationspsychologie nicht Halt. Deshalb ist es für die folgenden Überlegungen erforderlich, sich für einen Kulturbegriff zu entscheiden, um Missverständnisse zu vermeiden.

Um an den Begriff Kultur nicht einseitig und unterkomplex heranzugehen, wird er im Folgenden konstruktivistisch verstanden, nämlich als soziale Konstruktion von Identität und der damit verbundenen Setzung von Gemeinsamkeiten und Differenzen sowie verschränkte Eigen- und Fremdzuschreibungen (Coors/Neitzke, 2018). Kultur ist also nichts Starres und lässt sich nicht auf bestimmte Merkmale einer fest definierten Gruppe beziehen. Aussagen wie z.B. „Türken sind frauen-feindlich." entsprächen einem essentialistischen Kulturbegriff, der hier abgelehnt wird. Dennoch gibt es gewisse Verhaltensweisen, Gewohnheiten, Wertesysteme u.ä., welche in einer Kultur verstärkt vorkommen können und in anderen weniger (Bruchhausen, 2017). Es handelt sich also um einen schmalen Grat, wenn im Folgenden die Rede von Kultur ist: Einerseits hilft der Begriff, Werteinstellungen besser zu verstehen und einzuordnen, wenn man über andere Kulturen Bescheid weiß, andererseits ist tunlichst darauf zu achten, nicht zu pauschalisieren, weil damit Menschen Unrecht getan werden kann.

Unterschiedliche Werthorizonte, divergierende Vorstellungen vom Zugang zu medizinischen Behandlungen und zum Ablauf eines Arzt-Patienten-Gesprächs aufgrund unterschiedlicher kultureller Hintergründe sind die Herausforderungen, die es in unserer Einwanderungsgesellschaft im medizinischen Bereich zu meistern gilt. Es ist deshalb für medizinisches Personal unabdingbar, interkulturelle Kompetenz zu erwerben, die diesen schmalen Grat zwischen den Kulturen gangbar macht.

3.2 Interkulturelle Kompetenz

Kompetenz bedeutet nicht lediglich, etwas über einen bestimmten Bereich zu wissen, sondern impliziert kognitive, meta-kognitive Fertigkeiten, Wissen und Verständnis, intellektuelle und praktische Fertigkeiten sowie die Berücksichtigung ethischer Werte. Zusammengefasst sind es im Wesentlichen drei Ebenen, die jemanden zu einer kompetenten Person in einem bestimmten Bereich machen: Wissen, Haltung und Handlung. Diese drei Ebenen dürfen aber nicht lediglich nebeneinander stehen, sondern müssen ineinandergreifen, um wirkungsvoll eingesetzt werden zu können (Schirilla, 2016).

Ein Beispiel im Rahmen eines Arzt-Patienten-Gesprächs kann dies verdeutlichen: Wenn eine aus der Türkei stammende Frau mit ihrem 70 Jahre alten Ehemann ihre Hausärztin aufsucht, weil er seit einigen Monaten orientierungslos wirkt und nicht mehr durchschlafen kann, liegt es nahe, an eine Demenz zu denken. Mit dem Wissen (Ebene 1), dass aus der Türkei stammende Menschen Demenz als Krankheit tendenziell tabuisieren, wäre eine vorsichtige Gesprächsführung wichtig, in der sensibel Fragen gestellt werden, z.B.: Was belastet Sie besonders im Alltag? Was soll anders/besser laufen? Mit dieser respektvollen Haltung (Ebene 2), mit welcher man dem Gegenüber signalisiert, dass man seinen Zugang ernst nimmt, kommt man im besten Fall zu einer für alle zufriedenstellende Handlung (Ebene 3). Das könnte im frühen Stadium der Demenz eine nicht-medikamentöse Therapie sein, sodass die vorhandenen Fähigkeiten des Betroffenen länger erhalten bleiben und kann auch zur Überlegung führen, eine Patientenverfügung zu verfassen.

Um interkulturelle Kompetenz zu erwerben, muss man sich auf einen komplexen, dynamischen Lernprozess einlassen, der nie abgeschlossen ist. Das impliziert, Neuem gegenüber aufgeschlossen zu sein und zu bleiben, Interesse am Aufbauen von Beziehung zu haben und dadurch Vertrauen zu gewinnen (Schreiner, 2013). Schreiner konstatiert darüber hinaus, dass es für Personen mit hoher Sozialkompetenz meistens einfacher ist, „sich in neue Situationen einzufühlen und auf nicht bekannte Personen offen zuzugehen.“ (Schreiner, 2013, S. 158)

In diesem Zusammenhang ist es ganz wesentlich, einen Dialog zwischen den Kulturen führen zu wollen (Ebd., 2018). Es geht also darum, Missverständnisse vorzubeugen, indem man sich für den anderen interessiert und bei Unsicherheiten auch nachfragt (Bruchhausen, 2017). Darüber hinaus muss die Bereitschaft gegeben sein, die Perspektive zu wechseln. Wie schon oben in den Abschnitten zu den Grundlagen der Kommunikation im Arzt-Patienten-Gespräch, insbesondere beim Überbringen schlechter Nachrichten deutlich wurde, ist das Nachfragen ein ganz wesentlicher Bestandteil eines gelingenden Gesprächs. Ebenso wurde schon gezeigt, dass hierbei auch nonverbale Signale eine bedeutende Rolle spielen.

Diese Neugier und Offenheit gegenüber dem Fremdem sowie die Fähigkeit, mit Unsicherheiten umgehen zu können, ist die eine wesentliche Seite der interkulturellen Kompetenz. Die andere Seite ist das oben erwähnte Wissen. Denn es kann sich im interkulturellen Arzt-Patienten-Gespräch immer wieder um Wertkonflikte handeln, die es unmöglich scheinen lassen, eine gute gemeinsame Basis im weiteren Arzt-Patienten-Gespräch zu erlangen. Bei aller Offenheit und dem Mut nachzufragen, ist es für ein interkulturell kompetentes Arzt-Patienten-Gespräch deshalb auch wichtig zu wissen, welche *echten* Wertkonflikte es aufgrund eines kulturellen Hintergrundes tatsächlich geben kann. Um unterscheiden zu können, ob der Konflikt aufgrund der individuellen Verhaltensweisen ausgelöst wurde und Kultur fälschlicherweise als Deutungsinstrument herangezogen wurde oder ob es sich um einen echten Wertekonflikt aufgrund der kulturellen Unterschiede handelt, muss ein gewisses Basiswissen über andere Kulturen vorhanden sein. Bruchhausen (2017) nennt in diesem Zusammenhang drei Bereiche, die er als echte Wertekonflikte bezeichnet: (1) Das Verhältnis der Patientin oder des Patienten zu seiner Familie; (2) Die Weigerung bei erwiesener Nutzlosigkeit der Intensivtherapie einer ärztlich indizierten Behandlungsbegrenzung zuzustimmen; (3) Die Stellung der Frau in patriarchalen Gesellschaften.

(1) Das Wissen, dass es sich nicht um einen Mangel an Autonomie einer Patientin oder eines Patienten handelt, sondern es etwa in der chinesischen Kultur als selbstverständlich gilt, dass die Familie in Bezug auf medizinische Behandlungen mitentscheidet, kann helfen, als klinisches Team die Situation anders zu betrachten und das eigene Verständnis der Patientenautonomie mit anderen Augen zu sehen. Denn die große Bedeutung der Gemeinschaftsbeziehungen kann sich als sehr entlastend für das Individuum darstellen, vor allem im Falle einer Krankheit. Auch Menschen mit islamischem Hintergrund streben grundsätzlich „eine Harmonie zwischen Individuum und Gesellschaft" (Douschan, 2015, S. 86) an, was sich auch im medizinischen Entscheidungsfindungsprozess mit der Familie spiegeln kann. Problematischer kann es bei den Werteunterschieden allerdings werden, wenn die Angehörigen entscheiden wollen, was dem Patienten über seine Krankheit mitgeteilt werden soll, dies kommt auch in türkischen Familien immer wieder vor (Tezcan-Güntekin, 2018). Die große Diskrepanz zwischen der in der westlichen Kultur idealisierten Vorstellung der Patientenautonomie, die sich im Informed Consent mit den Bedingungen der kognitiven Fähigkeit, aller notwendigen Informationen und der völligen Nicht-Beeinflussung von außen spiegelt und der familiär-kollektiven Entscheidungsfindung in anderen Kulturen, scheint unüberwindbar. Von diesen unterschiedlichen Auffassungen zu wissen und sie nicht als negativ zu bewerten, ist ein wesentlicher Pfeiler interkultureller Kompetenz im Arzt-Patienten-Gespräch und aufgrund der eigenen westlichen Prägung ist es auch nicht einfach unvoreingenommen damit umzugehen. Aber genau das ist die ärztliche Aufgabe.

(2) Ebenso in Familien mit türkischem Hintergrund kann es vorkommen, dass von Seiten der Angehörigen bei nicht mehr einwilligungsfähigen Patientinnen und Patienten einer Behandlungsbegrenzung trotz erwiesener Nutzlosigkeit nicht zugestimmt wird. So wird etwa in Österreich eine PEG-Sonde[5] bei einem Menschen im schweren Stadium der Demenz als nutzlos gewertet, weil von einer Lebensverlängerung ohne Lebensqualität und ohne Aussicht auf Besserung ausgegangen wird (Synofzik, 2007). Hinzu kommt, dass ressourcenschonend und aufgrund der Rahmenbedingungen wirtschaftlich gehandelt werden muss. Allerdings ist ein Verzicht auf eine Lebensverlängerung – auch unter diesen Umständen – in türkischen Familien aufgrund der Familiensolidarität gemeinhin schwer denkbar und könnte sogar das Gefühl hervorrufen, den Angehörigen im Stich gelassen zu haben. (Tezcan-Güntekin, 2018)

Sorgen und Ängste in einem guten Arzt-Patienten-Gespräch zu reduzieren und die Vorzüge einer palliativen Versorgung aufzuzeigen, kann helfen, zu einem gemeinsamen Ergebnis zu kommen. Deshalb ist es auch in diesem Zusammenhang besonders wichtig, die richtigen Worte im Gespräch mit den Angehörigen zu verwenden und bei Verzicht auf eine PEG nicht von Verhungern- und Verdursten-Lassen zu sprechen. Wichtig ist nach Synofzik vielmehr, dass die Angehörigen gefragt werden, welche Präferenzen die Patientin oder der Patient in ihrem oder seinem Leben hat, etwa wie wichtig genussvolles Essen und Trinken für sie oder ihn war, ob sie oder er gerne alleine oder lieber in Gesellschaft war etc. (Synofzik, 2007)

(3) Schließlich kann es auch zu einem echten Wertekonflikt kommen, wenn z.B. in einer Kultur das Verbot vorherrscht, vom anderen Geschlecht, etwa bei der Körperpflege, berührt zu werden. Dieser Konflikt könnte möglicherweise leicht gelöst werden, wenn dies im Vorhinein besprochen wird und dann versucht wird, dies im Krankenhausalltag bei der Einteilung des Pflegepersonals zu berücksichtigen. (Bruchhausen, 2017)

In diesen drei Bereichen echter Wertekonflikte gilt es in den Blick zu nehmen, was verbindet und das ist das Wohl der Patientin oder des Patienten (Ebd.). Dieses Basiswissen darf aber nicht daran hindern, immer wieder nachzufragen und Patientinnen und Patienten auch als Individuen zu sehen. So ist nicht jeder Patient mit türkischem Hintergrund streng gläubiger Moslem, d.h. er isst möglicherweise – trotz seiner türkischen

5 Eine perkutane endoskopische Gastrostomie (PEG) ist eine Ernährungssonde, die direkt über die Bauchdecke in den Bauch gelegt wird, wenn die Patientin oder der Patient nicht mehr schlucken kann.

Herkunft – die übliche Krankenhauskost. Das Nachfragen und Offen-Sein darf also trotz des Wissens über Kulturen und ihre grundsätzlichen Einstellungen nicht vernachlässigt werden.

Wichtig ist schließlich, dass sich klinische Teams stets dessen bewusst sind, dass ihre Werte und Interaktionen von ihrer Kultur geprägt sind, dass aber in anderen Kulturen ganz andere Werte im Umgang mit Krankheit und Tod im Vordergrund stehen können (Yilmaz-Aslan et al., 2018). Indem Werte und Einstellungen anderer anerkannt werden, wird die eigene kulturelle Position relativiert, gleichzeitig wird das eigene Verständnis für andere Werthaltungen erweitert (Schreiner, 2013). In diesem Sinne wird auch im National Alzheimer's Plan postuliert, dass es einen Bedarf an kulturellem Training und Fähigkeiten im Umgang mit Menschen mit Demenz gibt (Alzheimer's Association, 2012).

Deutlich wurde, dass es darum geht, dem Gegenüber auf Augenhöhe zu begegnen. Dies scheint jedoch aufgrund der Internalisierung der eigenen Werte schwierig zu sein, sodass es zu Othering kommen kann, das

> „eine spezifische Form der Gestaltung des Verhältnisses zwischen Selbst und Anderem ist, das bestehende Asymmetrien zu Lasten des Anderen verstärkt, und das in dieser negativen Form unvermeidlich insbesondere in asymmetrischen Kommunikationssituationen auftritt, die gerade in der Gesundheitsversorgung stark verbreitet sind." (Coors/Neitzke, 2018, S. 199).

Othering exkludiert, anstatt einen guten Weg der Kommunikation zu leben und hat weitreichende Folgen: Lässt man sich nicht auf das Fremde ein, besteht schnell die Gefahr, in sogenannte Kulturfallen zu tappen und Konflikte, die per se keine kulturellen Konflikte sind, zu solchen zu machen – deshalb wird auch von einer Kulturalisierung von Konflikten gesprochen (Bruchhausen, 2017). Der kulturelle Hintergrund ist in solchen Fällen aber nicht der eigentliche Grund für den Konflikt, vielmehr wird Kultur überbetont. Beispielsweise könnte ein Dialyse-Patient mit Migrationshintergrund immer wenn er zur Dialyse muss, sehr unfreundlich zum weiblichen Pflegepersonal sein. Wird diese für das Pflegepersonal äußerst unangenehme Situation kulturalisiert, wird es die Unfreundlichkeit auf seinen kulturellen Hintergrund zurückführen, etwa: „Türken sind immer herablassend und unfreundlich gegenüber Frauen." Nicht berücksichtigt wird in diesem Fall, dass der Patient vermutlich auch unfreundlich wäre, wenn er Österreicher wäre. Dass er vorwiegend zu weiblichen Pflegekräften unfreundlich ist, könnte daran liegen, dass auf der Dialyse-Station in erster Linie weibliches Pflegepersonal arbeitet. Dieses einfache Beispiel zeigt sehr deutlich, wie rasch Kultur als Deutungsinstrument herangezogen werden kann, auch wenn sie keine adäquate Erklärung ist. Um dies, was Menschen unterschiedlicher Kulturen stärker trennt, als zusammenbringt, zu vermeiden, ist es unabdingbar, interkulturelle Kompetenz im Krankenhaus zu stärken.

3.3 Interkulturelle Kommunikation

Es wurde bereits im vorangegangenen Abschnitt deutlich, dass der Übergang von der interkulturellen Kompetenz zur interkulturellen Kommunikation alles andere als trennscharf, sondern vielmehr fließend ist. Eine Person, welche die oben erörterte interkulturelle Kompetenz erlangt hat, also neugierig, offen, empathisch und gesprächsbereit ist und es schafft, Wissen, Haltung und Handlung im interkulturellen Kontext zusammenzubringen, wird auch die interkulturelle Kommunikation umzusetzen wissen. Dennoch bedarf es auch bei der Kommunikation zwischen den Kulturen eines basalen Wissenshintergrundes, um nicht schon grundsätzlich Missverständnissen aufzusitzen.

Dagmar Kumbier und Friedemann Schulz von Thun geben zu bedenken, dass bereits jede einzelne Person mit ihrem „mentalen System" (Kumbier/Schulz von Thun, 2017, S. 9) ausgestattet ist und deshalb in gewisser Weise in ihrer eigenen Welt lebt. Ein Ziel der Kommunikationspsychologie ist deshalb, für den „Prozess der Begegnung von ‚Welten' ein Bewusstsein zu schaffen und auf dieser Grundlage kompetente Umgangsformen aufzubauen" (Ebd.). Schulz von Thuns Kommunikationsquadrat zu den vier Seiten einer Nachricht eignet sich deshalb auch hervorragend für die Verdeutlichung von Missverständnissen im interkulturellen Kontext. Dies zeigt ein einfaches Beispiel von Kumbier und Schulz von Thun zwischen einer Chinesin, die bei einer Deutschen zu Gast ist und von der Gastgeberin Tee angeboten bekommt. Die Chinesin lehnt dankend ab, was bei der Deutschen auch als Ablehnung wahrgenommen wird: Auf der sachlichen Ebene wird gehört, dass kein Tee erwünscht ist, die Selbstkundgebung wird genauso verstanden. Der Appel wäre aus Sicht der Deutschen: Bemüh dich nicht weiter. Und schließlich wird auf der Beziehungsebene das Angebot aus der deutschen Perspektive dankend abgelehnt. Zusammenfassend könnte man sagen, dass in Deutschland das, was in einer nicht vorbelasteten Beziehung und einem unbefangenen Gespräch gesagt wird, grundsätzlich für bare Münze genommen wird. Die Chinesin lehnt das Angebot aber nur aus Höflichkeit ab (Sachebene) und würde sich wünschen, noch einmal gefragt zu werden (Appell), wenn das Angebot ernst gemeint war. Die Selbstkundgebung ist, dass sie der Gastgeberin keine Umstände machen möchte, weil sie ein höflicher Mensch ist. Die Beziehungsbotschaft lautet, dass das Angebot gerne angenommen wird, aber die Umstände für die Gastgeberin mitgedacht werden und deshalb erstmals abgelehnt wird (Ebd.). Es wird an diesem Beispiel deutlich: Selbst wenn man dieselbe Sprache spricht, ist das keine Garantie für eine Kommunikation ohne Missverständnisse zwischen den Kulturen.

Wie schon in den Abschnitten zu Watzlawick und Schulz von Thun oben deutlich wurde, ist das Verhältnis zwischen dem, was gesagt und dem, was gemeint ist, oftmals kompliziert und kann unterschiedlich von der Empfängerin oder dem Empfänger aufgefasst werden – ganz unabhängig von kulturellen Unterschieden. Vor dem Hintergrund des einfachen Beispiels zwischen der Chinesin und der Deutschen wird deutlich, wie sehr sich Missverständnisse in der Kommunikation zwischen den Kulturen noch zuspitzen können (Ebd.). Zu berücksichtigen ist, dass es in dem gewählten Beispiel lediglich um die triviale Frage nach einem Tee geht. Welch verheerende Folgen falsch verstandene Botschaften zwischen Menschen aus unterschiedlichen Kontexten im Arzt-Patienten-Gespräch bewirken können, wird noch in folgenden Abschnitten deutlich. Es kann also helfen, einiges über andere Kulturen und ihre Kommunikationsformen zu wissen, um sich eine solide Basis für interkulturelle Gespräche anzueignen.

Röhner und Schütz (2020) nennen in diesem Zusammenhang die unterschiedliche Bedeutung von Worten, die in den diversen Kulturen vorherrscht. So würde man in Österreich und Deutschland tendenziell jemanden als Freundin oder Freund bezeichnen, der oder dem man nahesteht. In den USA wird diese Bezeichnung schneller und breiter verwendet, was Menschen in Österreich oder Deutschland deshalb oberflächlich erscheinen mag. Fehlt eine gemeinsame Sprache, versuchen Menschen, die sich interkulturell verständigen wollen, meist dies *mit Händen und Füßen* ergo nonverbal zu bewerkstelligen. In diesem Fall läuft man allerdings leicht Gefahr, davon auszugehen, dass Mimik und Gestik universell sind. Tatsächlich gibt es Überschneidungen – wie das erwähnte universale Lächeln –, gleichzeitig aber auch Unterschiede. So bedeutet ein Nicken nicht in jeder Kultur ein *Ja*. In Indien, Pakistan und Bulgarien ist das Kopfwiegen, das dem westeuropäischen *Nein* entspräche, ein *Ja*. Wenn dies nicht bekannt ist, entstehen im interkulturellen Austausch selbstverständlich Probleme (Heringer, 2017).

Edward Hall (1966) erforschte die Proxemik, das ist die interpersonelle Distanz, die Teil der nonverbalen Kommunikation ist und auch kulturell variiert. Hall hat diese für weiße Nordamerikanerinnen und Nordamerikaner aus dem Mittelstand eruiert und Unterschiede zwischen intimer Distanz (15 – 45 cm), gesellig-persönlicher Distanz (45 cm – 1,20 m), sozialer Distanz (1,20 – 3,70 m) und öffentlicher Distanz (3,70 m bis Seh- und Hörweite) festgestellt. Vor dem Hintergrund dieses Wissens gilt es jedoch, die kulturellen Unterschiede zu berücksichtigen, um die angemessene Distanz zu wahren, etwa zwischen südlichen und nördlichen Ländern in Europa. Dies betrifft dann insbesondere auch die interkulturelle Kommunikation im Arzt-Patienten-Gespräch: Mag eine Berührung am Arm zum Trost von der Ärztin oder dem Arzt nach einer schlechten Diagnose bei einer Patientin oder einem Patienten aus Spanien genau das Richtige sein, kann es bei jemandem aus einem skandinavischen Land das Unbehagen erhöhen. Während es in Österreich und Deutschland als höflich gilt, sich zur Begrüßung die Hand zu reichen, wird in Ländern, die muslimisch geprägt sind, zwischen Fremden und auch zwischen den Geschlechtern Körperkontakt vermieden (Merse, 2020). Auch der Blickkontakt hat in verschiedenen kulturellen Kontexten unterschiedliche Bedeutung. Während man in Europa mit Blickkontakt Höflichkeit verbindet, wird dies in kulturell anders geprägten Ländern als unhöflich verstanden. Hier gilt es als höflich, den Blick zu senken (Ebd.)

Eine basale Kenntnis und das Bewusstsein, dass sowohl verbal als auch nonverbal Unterschiede in der Kommunikation zwischen den Kulturen vorherrschen, erhöht die Kommunikationskompetenz (Röhner/Schütz, 2020). Es kann hilfreich sein, das Verstehen oder Missverstehen, welches aufgrund der kulturellen Unterschiede möglich ist, direkt anzusprechen. Kumbier und Schulz von Thun sprechen in diesem Zusammenhang von einer „expliziten Metakommunikation“ (Kumbier/Schulz von Thun, 2017, S. 24). Allerdings warnen sie davor, dies in jeder Situation so zu handhaben. Denn in manchen Kulturen wird diese Direktheit als unangemessen oder unhöflich wahrgenommen. Deshalb ist auch die Fähigkeit zur „impliziten Meta-Sensibilität“ (Ebd.) erforderlich, d.h. zu spüren, wann es unpassend wäre, Missverständnisse anzusprechen und es besser ist, „einen behutsameren Weg aus der Sackgasse einzuschlagen“ (Ebd.) Diese Sensibilität ist insbesondere in der Kommunikation im Arzt-Patienten-Gespräch erforderlich.

3.4 Gelingende interkulturelle Kommunikation im Arzt-Patienten-Gespräch

Immer wieder ist in diesem Buch von einem Gelingen die Rede, das auch in unserem Alltagssprachgebrauch als das Gegenteil von Scheitern verstanden wird. Was ist demnach gemeint, wenn hier von einer gelingenden interkulturellen Kommunikation gesprochen wird? Anschließend an die bisher angestellten Überlegungen kann an dieser Stelle resümiert werden, dass eine gelingende interkulturelle Kommunikation dann gegeben ist, wenn die Ärztin oder der Arzt interkulturell kompetent agiert. Das bedeutet, sie oder er ist befähigt, die drei Ebenen von Kompetenz – Wissen, Haltung, Handeln – im Arzt-Patienten-Gespräch umzusetzen, ist offen und fragt nach, weil ihr oder ihm bewusst ist, dass sie oder er nicht alles wissen kann, was die Patientin oder den Patienten beschäftigt. Darüber hinaus ist der Ärztin oder dem Arzt bewusst, welch bedeutende Rolle auch nonverbale Kommunikation im Arzt-Patienten-Gespräch hat. Sie oder er versucht deshalb trotz Müdigkeit nach einem langen Tag, nicht zu gähnen, bei Nachfragen nicht genervt zu wirken, etc. und der Patientin und dem Patienten in einfacher Sprache alles für sie oder ihn Notwendige in einem angenehmen Setting empathisch zu erläutern. Auch das Bewusstsein eines subjektiven Krankheitsverständnisses, das kulturell variieren kann, wie bereits im Abschnitt 1.1 erläutert, zählt zum erforderlichen Wissen der Ärztin oder des Arztes. Ein mögliches subjektives Krankheitsverständnis wäre etwa die Annahme, dass eine Krankheit eine Strafe Gottes für ein bestimmtes Verhalten ist (Golsabahi-Broclawski et al., 2020; Yilmaz-Aslan et al., 2018; Schreiner, 2017). Der Versuch, diesen in westeuropäischen Gesellschaften eher fremden und ungewöhnlichen Zugang zu verstehen, zu reflektieren und auch die Perspektive zu wechseln, erfordert Kultursensibilität (Golsabahi-Broclawski et al., 2020). Der kultursensible Handlungsansatz in der Medizin wird als „bewusst gestalteter Prozess verstanden“ (Ebd., S. 142), der Anerkennung der/des Anderen, Lern- und Veränderungsprozesse ermöglicht sowie Barrieren und Abgrenzung abbaut (Ebd.). Dies impliziert jedoch nicht, dass man alle Sprachen und Gepflogenheiten anderer Kulturen kennen muss, sondern impliziert vielmehr die Bereitschaft, „zu verstehen und zu reflektieren. Ein Perspektivwechsel ist wichtig.“ (Ebd., S. 142) Der sensible Zugang zu anderen Kulturen, erfordert also genau jene Fähigkeiten, die auch interkulturelle Kompetenz ausmachen. Sie sind der Dreh- und Angelpunkt für eine gelingende interkulturelle Kommunikation im Arzt-Patienten-Gespräch.

Darüber hinaus ist es erforderlich, die Biografie eines Menschen aus einer anderen Kultur zu berücksichtigen. Denn wenn jemand in seinem Leben mit Flucht und Vertreibung konfrontiert war, ist ihm mit besonderer Sensibilität im Gespräch zu begegnen. Es ist deshalb erforderlich, zunächst ein Vertrauensverhältnis im Arzt-Patienten-Gespräch aufzubauen (Merse, 2020). Themen wie Alkohol, Sexualität, psychische Erkrankung – darunter auch Demenz – und Tod sind kulturell und religiös sehr persönlich und können ein Tabu sein. „Im kultursensiblen Umgang mit diesen tabuisierten Themenfeldern ist eine wortreiche, ausschweifende, umschreibende, bildhafte Sprache erforderlich.“ (Ebd., 2020, S. 63) Um Vertrauen zu schaffen, ist es oftmals erforderlich, sich mehr Zeit für das „Palavern“ zu nehmen, wie Zaeri-Esfahani und Biakowski (2020) es nennen. In Summe würde man dadurch sogar Zeit sparen:

> „[...] das Palavern spart Zeit, da Menschen aus eher kollektivistisch geprägten Gesellschaften durch das Palavern Orientierung und Raum bekommen, um sich auf das Gegenüber einzustellen.“ (Zaeri-Esfahani/Biakowski, 2020, S. 19)

Der Ausdruck von Schmerz seitens Patientinnen und Patienten anderer Kulturen bedarf auch besonderer Sensibilität in der Kommunikation. Formulierungen wie *Es tut alles weh* oder *Alles brennt* erscheinen westeuropäisch geprägten Menschen sehr unspezifisch und übertrieben. Gerade deshalb ist es jedoch wichtig, den kulturellen Kontext zu berücksichtigen und den Zugang zu der Patientin oder dem Patienten zu finden, um den Schmerz lokalisieren zu können (Schreiner, 2017). Auch im Zusammenhang des Schmerzverständnisses ist deshalb das Nachfragen und Verstehen-Wollen eine wichtige Grundbedingung für eine gelingende weitere Behandlung.

Diese Bedingungen sind jene, die hier nach Kenntnissen aus der Kommunikationspsychologie und Forschung zu Interkulturalität genannt werden können. Ob ein Arzt-Patienten-Gespräch tatsächlich als gelungen wahrgenommen wird, kann jedoch nur von Fall zu Fall entschieden werden und muss vor allem auch von den Patientinnen und Patienten beurteilt werden.

Eine Studie aus den Niederlanden, in der untersucht wurde, was sich Menschen mit Migrationsbiografie von ärztlichem Personal in den Niederlanden wünschen, zeigt, dass es den Patientinnen und Patienten vor allem um die so genannten Soft Skills geht, wie Freundlichkeit, guten Kontakt herstellen können und Offenheit (Paternotte, 2017). Dabei kann es auch helfen, einige Worte der Sprache der Patientin/des Patienten zu verstehen und sprechen zu können (Schreiner, 2017), denn dies ermöglicht einen Aufbau von Vertrauen für die weitere Behandlung (Dressler, 2009).

3.4.1 Dolmetsch

Bisher wurde davon ausgegangen, dass interkulturelle Arzt-Patienten-Gespräche zwischen einer Patientin oder einem Patienten und einer Ärztin oder einem Arzt stattfinden, die beide dieselbe Sprache verstehen. Die

Person mit Migrationsbiografie wird in der Regel einen weniger großen Wortschatz aufweisen, sodass es umso wichtiger ist, im Arzt-Patienten-Gespräch auf Fachtermini zu verzichten und sich in einfacher und nachvollziehbarer Sprache auszudrücken (Dressler, 2009). Umso wichtiger ist es auch, nachzufragen, ob alles verstanden wurde. Darüber hinaus ist zu berücksichtigen, dass Menschen mit Demenz häufig ihre im Migrationsland erworbene Zweitsprache verlieren, da diese im Gehirn nicht so gespeichert ist, wie die Muttersprache (Schreiner, 2017).

Der Vollständigkeit halber soll hier deshalb das Element des Dolmetschens erwähnt werden, denn selbstredend gibt es auch Fälle, in denen – sowohl von dem Menschen mit Demenz als auch den Angehörigen – so wenig Deutsch verstanden wird, dass eine Dolmetscherin oder ein Dolmetscher zum Arzt-Patienten-Gespräch hinzugezogen werden muss. Eine Übersetzung zu initiieren scheint auf den ersten Blick eine triviale Tatsache zu sein, jedoch steht man im Krankenhaus auch hier vor nicht unwesentlichen Herausforderungen, die teilweise personeller, teilweise ökonomischer Natur sind. Deswegen soll auf diese nun etwas näher eingegangen werden.

Dolmetscherinnen und Dolmetscher sind Personen, die eine gesprochene Botschaft mündlich von der Ausgangssprache in die Zielsprache übertragen. Dabei gilt es zwischen Simultandolmetsch und Konsekutivdolmetsch zu unterscheiden (Merse, 2020). Simultan erfolgt gleichzeitig, die Dolmetscherin oder der Dolmetscher hört zu und übersetzt gleichzeitig. Konsekutivdolmetsch ist zeitlich verschoben, diese Form eignet sich besser für das Dolmetschen in der Arzt-Patienten-Kommunikation, weil Nachfragen leichter möglich sind (Ebd.). In der Schweiz gibt es zudem interkulturelle Übersetzer, die beim Übersetzen von der Ausgangs- in die Zielsprache den sozialen und kulturellen Hintergrund der Teilnehmenden am Gespräch berücksichtigen (Bischoff et al., 2006).

Allerdings gilt es zu beachten, dass neben den grundsätzlichen Herausforderungen des Arzt-Patienten-Gesprächs auch das Dolmetschen eine hochsensible Angelegenheit ist, bei welcher es einige Besonderheiten zu berücksichtigen gilt. So beeinflusst etwa die dolmetschende Person die Interaktion im Gespräch, weil sie kein neutrales technisches Übersetzungsinstrument ist. Das dyadische Gespräch zwischen Ärztin oder Arzt und Patientin oder Patient wird zur Triade oder zumindest zu einer Dyade im triadischen Setting. Die dolmetschende Person realisiert einen eigenen Sprechakt mit ihren Besonderheiten auf verbaler, paraverbaler und nonverbaler Ebene und

„handelt vor einem individuellen Erfahrungs- und Wissenshintergrund sowie eigenen Emotionen und ist Teil des Beziehungs- und Machtgefüges der Drei-Parteien-Interaktion." (Kliche et al., 2018, S. 209)

Um dem triadischen Setting angemessen Rechnung zu tragen, empfehlen Bischoff und Loutan (2000) eine Sitzanordnung im Dreieck. Auf diese Weise können sich alle beim Gespräch in die Augen schauen. Der Schreibtisch zwischen der Ärztin oder dem Arzt auf der einen Seite und der Patientin oder dem Patienten mit der dolmetschenden Person auf der anderen Seite wird als ungünstig angesehen, weil damit ein ungleiches Verhältnis hergestellt wird.

Die Ansprüche an die dolmetschende Person im Arzt-Patienten-Gespräch sind meist hoch und teilweise widersprüchlich: Sie soll einerseits möglichst unsichtbar sein, andererseits werden auch Kompetenzen als Mediatorin oder Mediator, Patientenfürsprecherin oder Patientenfürsprecher und Cultural Broker erwartet. Die Sorge, es werde nicht richtig oder zugunsten der anderen Partei übersetzt, kann ebenso mitschwingen – sowohl von Seiten der Ärztin oder des Arztes als auch von Seiten der Patientin oder des Patienten (Ebd.). Vorab muss deshalb für das Dolmetschen abgeklärt werden, dass das Ziel die Verständigung zwischen Ärztin oder Arzt und Patientin oder Patient ist – nicht mehr und nicht weniger. Dafür ist es für die dolmetschende Person hilfreich, wenn die Redebeiträge nicht zu lange sind. Zudem verhindern kürzere, einfacher zu übersetzende Sätze Missverständnisse. Im Verantwortungsbereich der Ärztin oder des Arztes liegt es, die dolmetschende Person wirklich nur als sprachliche Vermittlungsperson einzusetzen und nicht Gefahr zu laufen, mit der dolmetschenden Person über die anwesende Patientin oder den anwesenden Patienten zu sprechen. In den Verantwortungsbereich der dolmetschenden Person wiederum fallen Allparteilichkeit, Schweigepflicht, Transparenz, Rollenklarheit (wozu auch eigene Wissensgrenzen zählen), eine akzeptierende Grundhaltung gegenüber Menschen mit unterschiedlichen Normen und Werten sowie professionelle Distanz bei notwendiger Empathie (Ebd.). Als äußere Bedingung für verantwortungsvolles Dolmetschen ist wie beim Überbringen schlechter Nachrichten nach Baile et al. ein geeigneter ruhiger Raum zu schaffen (Merse, 2020).

Diese vielfachen Anforderungen an professionelle dolmetschende Personen zeigen

„das Dilemma zwischen Empathie und Einverleibung. Einerseits muss der Dolmetscher die ethische Verantwortung übernehmen, Stimme der Stimmlosen zu sein; andererseits muss er gleichzeitig ständig darüber ‚wachen' beim

> Darstellen der Stimme des Anderen sich des Anderen nicht zu ‚bemächtigen', ihn nicht zu entmündigen und zu assimilieren." (Bahadir, 2007, S. 242)

Diese genannten Herausforderungen betreffen allerdings die ideale Situation mit einer Fachdolmetscherin oder einem Fachdolmetscher. Häufig kommt es im Krankenhaus jedoch vor, dass Mitpatientinnen und -patienten, nicht-medizinisches oder nicht-pflegerisches Personal im Krankenhaus oder Angehörige zum Ad hoc-Dolmetschen dazu geholt werden. Es liegt auf der Hand, dass sich die Übersetzungssituation dann wesentlich problematischer gestalten kann, etwa weil Angehörige emotional involviert und nicht neutral sind und sie das Gespräch besonders belastet.

Bischoff und Loutan konstatieren, dass es in einigen Kulturen selbstverständlich ist, dass die Familie die Patientin oder den Patienten zum Arzt-Patienten-Gespräch begleitet. „Dies gilt insbesondere für Frauen, deren Männer oft darauf bestehen, beim Gespräch anwesend zu sein und zu übersetzen." (Bischoff/Loutan, 2000, S. 50) Wenn ein Paar in einer solchen Dolmetsch-Konstellation zum Arzt-Patienten-Gespräch erscheint, gilt es von ärztlicher Seite besonders achtsam und sorgfältig vorzugehen, denn laut Bischoff und Loutan ist es häufig der Fall, dass der deutsch sprechende Ehemann anstelle der Patientin spricht und sie nicht nach ihren Ängsten, Erwartungen und Symptomen fragt. „Missverständnisse und völlige Fehleinschätzung können die Folge sein." (Ebd., S. 50) Problematisch ist es freilich auch, wenn Kinder oder Jugendliche, die in zweiter Generation im Migrationsland leben und deshalb häufig zweisprachig aufwachsen, als Dolmetscher herangezogen werden. Das Übersetzen einer schlechten Nachricht für einen Elternteil oder einer anderen nahestehenden Person kann diese psychisch sehr belasten. Deshalb sollten Kinder und Jugendliche nicht zum Dolmetschen eingesetzt werden (Merse, 2020). Das setzt voraus, dass die Ärztin oder der Arzt in einer Situation, in der eine Ad hoc-Übersetzung wünschenswert wäre, dies berücksichtigt und im Blick hat, dass die Fürsorge nicht nur der Patientin oder dem Patienten gelten darf, sondern darüber hinaus den begleitenden Kindern oder Jugendlichen. Selbst wenn die Patientinnen oder Patienten eine Übersetzung durch ihr Kind als sinnvoll empfinden und sogar vorschlagen, ist es aus ärztlicher Sicht geboten, die Fürsorge gegenüber den Kindern „höher anzusetzen als die pragmatische Verfügbarkeit als Sprachkundiger in dieser Situation" (Ebd., S. 68).

Bei Angehörigen ist grundsätzlich auch nicht davon auszugehen, dass sie medizinische Kenntnisse mitbringen. Genauso ist dies der Fall, wenn etwa jemand vom Reinigungspersonal im Krankenhaus zum Dolmetschen herangezogen wird. Auch hier werden häufig medizinische Kenntnisse fehlen, sodass die Übersetzung möglicherweise nicht korrekt ist, was freilich verheerende Folgen haben kann (Kliche et al., 2018).

Anhand der vorliegenden Überlegungen wurde deutlich, wie anspruchsvoll und häufig unterschätzt Dolmetsch im Krankenhaus ist. Steht keine Fachdolmetscherin oder kein Fachdolmetscher zur Verfügung, ist es umso wesentlicher, die wichtigen Aspekte mit Ad hoc-Dolmetscherinnen und -Dolmetschern abzuklären: Ist die dolmetschende Person so unabhängig, dass die erforderliche Allparteilichkeit gegeben ist? Wie gut ist die allgemeine und fachbezogene Sprachkompetenz in beiden erforderlichen Sprachen? Ist sich die für das Übersetzen eingesetzte Person auch ihrer nonverbalen Botschaften bewusst? Nicht umsonst ist für den Beruf einer Dolmetscherin oder eines Dolmetschers ein Studium erforderlich. Könnte die Person sich durch das Gespräch belastet fühlen? Dolmetscht die Person freiwillig oder wird sie aufgrund der strukturellen Gegebenheiten wie selbstverständlich regelmäßig dazu verpflichtet (z.B. jemand vom Reinigungspersonal)? Hier ist darauf zu achten, dass auch eine Person, die nicht mit der Patientin oder dem Patienten verwandt ist, sich belastet fühlen kann, weil sie regelmäßig schlechte Nachrichten überbringen muss. Hat die Person grundlegende medizinische Kenntnisse, die für das Gespräch erforderlich sein werden? (Ebd.)

Kulturelle Kompetenz spielt auch im Dolmetsch-Prozess eine nicht zu unterschätzende Rolle. Die schon beschriebene kulturell unterschiedliche Gestik für Ja und Nein ist in der Arzt-Patienten-Kommunikation besonders wesentlich. Bischoff und Loutan (2000) betonen, dass auch nonverbale Signale nicht zu unterschätzen sind, denn „meist sind gerade sie der Schlüssel zur Gefühlswelt einer Person“ (Bischoff/Loutan, 2000, S. 31). Respekt vor der Kultur des anderen schafft auch im Rahmen eines gedolmetschten Gesprächs Vertrauen. Hier spielen die Rahmenbedingungen wie das Reichen oder Nicht-Reichen der Hand genauso wie der Augenkontakt eine ganz wesentliche Rolle. Ebenso respektvoll und vertrauensfördernd ist das richtige Aussprechen des Namens der Patientin oder des Patienten (Ebd.). Bischoff und Loutan (2000) empfehlen deshalb, dass die Ärztin oder der Arzt sich bei der Dolmetscherin oder dem Dolmetscher vorab nach der richtigen Aussprache erkundigt. Das schon oben angesprochene Thema der Verbalisierung des Schmerzes, das in anderen Kulturen von westeuropäisch geprägten Menschen als diffus wahrgenommen werden kann, ist auch im Dolmetsch-Prozess eine Herausforderung. Damit die Ärztin oder der Arzt überhaupt die Möglichkeit erhält, auf die Schmerzen der Patientin oder des Patienten einzugehen, die oder der die deutsche Sprache nicht spricht, muss der dolmetschenden Person eine zentrale Funktion im Gespräch zukommen, in dem auch der kulturelle Hintergrund der Patientin oder des Patienten ausreichend berücksichtigt wird.

Auch in diesem Kontext zeigt sich einmal mehr, dass es eine ökonomische Frage ist, ob sich ein Krankenhaus Fachdolmetscherinnen und Fachdolmetscher leistet und so die Qualität der Versorgung von Menschen mit Migrationsbiografie stärkt oder auf das Übersetzen von nicht entsprechend ausgebildeten Ad hoc-Dometscherinnen und -Dolmetschern vertraut. Freilich kann auch medizinisches oder pflegerisches Fachpersonal, z.B. eine zweisprachig aufgewachsene Pflegeperson, die Interesse an dieser Aufgabe im Krankenhaus hat, regelmäßige Fortbildungen zum Dolmetschen absolvieren, um dann bei Bedarf als Ad hoc-Dolmetscherinnen und -Dolmetscher zur Verfügung stehen zu können. Dolmetschen gänzlich zu vernachlässigen und zu glauben, dass eine Verständigung mit Händen und Füßen irgendwie möglich sein wird, kann sich verheerend auswirken, wie bereits an der unterschiedlichen Bedeutung der Gestik gezeigt wurde. Dass es einerseits zum Wohle der Patientin oder des Patienten ist, wenn dolmetschende Personen bei sprachlichen Verständigungsproblemen in der Arzt-Patienten-Kommunikation herangezogen werden und es andererseits auch ökonomische Vorteile in einem Krankenhaus bringen wird, wenn an dieser Stelle nicht gespart wird, bringen Bischoff und Loutan auf den Punkt:

> „Sie vermeiden Verschwendung im medizinischen Bereich durch die Minimierung von schlecht erklärten, schlecht verstandenen und schlecht befolgten Behandlungen, von unnötigerweise wiederholten Sprechstunden, von nutzlosen Untersuchungen und von Diagnosefehlern." (Bischoff/Loutan, 2000, S. 43)

Es ist also auch Aufgabe der Ärztin oder des Arztes, für ein adäquates Dolmetsch-Angebot im Rahmen der Arzt-Patienten-Kommunikation zu sorgen. Bei der Einigung, sich in einer gemeinsamen Fremdsprache, z.B. Englisch, zu verständigen, ist zu berücksichtigen, dass es hier möglicherweise v.a. von Seiten der Patientin oder des Patienten bei den medizinischen Fachtermini Defizite geben kann. Wenn der Eindruck von ärztlicher Seite besteht, selbst – möglicherweise dank Schulungen – interkulturell kompetent zu sein und dass über das Verbale hinaus, auch nonverbale Verständigung angemessen möglich ist, bleiben immer noch die vielen anderen schon erwähnten Herausforderungen im Arzt-Patienten-Gespräch. Bisher wurde in diesem Buch davon ausgegangen, dass die Patientin oder der Patient aus einer anderen Kultur im Arzt-Patienten-Gespräch die Sprache der Ärztin oder des Arztes grundsätzlich versteht. Diese Ausgangssituation wird auch in den weiteren Überlegungen angenommen.

Der Abschnitt zum Thema Dolmetschen sollte für diese anspruchsvolle Aufgabe in der Arzt-Patienten-Kommunikation sensibilisiert und die nicht zu unterschätzende Bedeutung dieser Funktion aufgezeigt haben. Für die adäquate Vertiefung dieses Themas wäre eine eigene Arbeit erforderlich.

4. Herausforderungen in der Kommunikation mit Menschen mit Demenz

Unabhängig von den eben analysierten Herausforderungen des Arzt-Patienten-Gesprächs im interkulturellen Kontext sollen zunächst jene Besonderheiten betrachtet werden, die es bei der Kommunikation mit Menschen mit Demenz zu berücksichtigen gilt. Im Zuge der Beschreibung der Symptome und Stadien der Alzheimer-Demenz wurde in Abschnitt 1.2 schon deutlich, dass sich die Kommunikation mit Menschen mit Demenz schwierig gestalten kann: Die Vergesslichkeit, das herausfordernde Verhalten, die psychiatrischen Begleitsymptome und die Orientierungslosigkeit stellen Angehörige und Personal im Krankenhaus oftmals vor schwer handhabbare Situationen. Dennoch sind laut Volmar et al. „ungewohnte Verhaltensweisen von Menschen mit Demenz im Krankenhaus" (Volmar et al., 2017, S. 180) bisher kaum untersucht worden. Was jedoch immer wieder als wesentlich angesehen wird, ist die Tatsache, dass Angehörige in die Behandlung im Krankenhaus einbezogen werden sollten, weil ihre Kenntnisse über den Menschen mit Demenz als „Expertenwissen, das in die Versorgung einbezogen werden muss" (Ebd., S. 183), zu verstehen ist. Nicht zuletzt wegen der oftmals schwierigen Bedingungen mit Menschen mit Demenz und nicht nachvollziehbarer Verhaltensweisen, die ein gelingendes Arzt-Patienten-Gespräch beinahe verunmöglichen, werden die Angehörigen hinzugezogen. In der Kommunikation mit den Angehörigen gilt es stets zu berücksichtigen, wertschätzend und nicht neben dem Menschen mit Demenz über ihn zu sprechen, als wäre er nicht anwesend. Das kostet allerdings Zeit, was wiederum dem ökonomischen Druck der Krankenhäuser entgegensteht. Newerla moniert, dass aufgrund dieses Drucks eine „Demenzsensibilisierung" (Newerla, 2017, S. 196) verhindert wird. Vielmehr werden Menschen mit Demenz aufgrund ihrer Symptome im Krankenhaus als „Störung im System" (Ebd., S. 200) wahrgenommen. Newerla kritisiert, dass im Krankenhaus ein „Spagat zwischen ökonomischer und pflegerisch-medizinischer Vernunft" (Ebd., S. 200) geschafft werden muss und Menschen mit Demenz deshalb nur als Störung wahrgenommen werden können. Denn mit ihren besonderen und oftmals nicht vorhersehbaren Verhaltensweisen stören sie den geplanten Ablauf im Krankenhaus (Ebd.).

4.1 Arzt-Patienten-Kommunikation mit Menschen mit Demenz und ihren Angehörigen

Angehörige von Menschen mit Demenz können im Krankenhaus möglicherweise helfen, schwierige Situationen zu kalmieren, da sie häufig die oder den primär Betroffenen am besten kennen und auch trotz Kommunikationsschwierigkeiten aufgrund des Nachlassens der kognitiven Fähigkeiten von ihren oder seinen Bedürfnissen wissen. Die Situation kann aber auch umgekehrt sein: Sekundär Betroffene können die schwierige Lage im Krankenhaus zwischen pflegerischem und medizinischem Personal und dem Menschen mit Demenz noch verschärfen. Aufgrund der kommunikativen Herausforderungen, die sich dadurch für das ganze klinische Personal ergeben können, werden einige Konfliktfelder hier beschrieben (Stock/ Schmidhuber, 2022).

Konflikte zwischen Angehörigen von Menschen mit Demenz und dem Behandlungsteam in der Klinik sind meistens multifaktoriell. Es sollte deshalb weder um Schuldzuschreibungen gehen noch um eine vollständige Auflistung. Vielmehr sollte ein Gefühl dafür entstehen, dass auch in dieser Triade zwischen klinischem Personal, primär Betroffenen und sekundär Betroffenen kommunikationspsychologisches Wissen erforderlich ist, um diese schwierigen Situationen möglichst zufriedenstellend zu lösen. Es gilt dabei, sowohl die Perspektive der Angehörigen als auch jene des Behandlungsteams zu beleuchten.

Bei manchen Angehörigen beobachten Personen des klinischen Personals einen stark ausgeprägten Beschützerinstinkt, welcher das Gefühl bei sekundär Betroffenen entstehen lassen kann, den nahestehenden Menschen mit Demenz im Krankenhaus *abgeben* zu müssen. Diese Angehörigen können als schwierig für das klinische Personal empfunden werden, weil sie kritisch kommunizieren, dass sie der Auffassung seien, dass den eigenen Erwartungen an die Betreuung und Pflege im Krankenhaus nicht entsprochen wird. Ihre Sorge scheint zu sein, dass nicht auf die individuellen Bedürfnisse des primär Betroffenen eingegangen wird. Angehörige, die so empfinden, haben in diesem Zusammenhang oftmals auch den Eindruck, dass im Krankenhaus die Kommunikation defizitär ist. Sie beklagen, dass sie zu wenig oder nur erschwert Auskunft über den gesundheitlichen Zustand ihrer nahestehenden Person mit Demenz erhalten (Ebd.). Dieses Empfinden sollte keineswegs bagatellisiert werden, da ein solches Kommunikationsdefizit tatsächlich auch die Realität sein kann. Aufgrund von wechselnden Diensten, Überstunden und einem überlasteten Personal steigt nämlich auch das Risiko, dass die Kommunikation im Behandlungsteam nicht ideal verläuft und dadurch in weiterer Folge die Angehörigen wenig oder auch sich widersprechende Informationen vom Personal erhalten. Es spielt also auch hier wieder der Faktor Zeit eine Rolle, denn es ist ganz wesentlich, wie das Behandlungsteam kommuniziert und wie viel Zeit es sich für die Angehörigen nimmt (Ebd.). Um sich widersprechende Informationen gegenüber den Angehörigen zu vermeiden, wäre es ideal, wenn es eine konkrete Ansprechperson für sie gibt, z.B. jene Pflegeperson, die die Patientin oder den Patienten die meiste Zeit betreut.

Ein weiteres Spannungsfeld in der Triade kann entstehen, wenn Menschen mit Migrationshintergrund den Eindruck gewinnen, dass auf ihre kulturell oder religiös bedingten Wertvorstellungen keine Rücksicht genommen wird. Wie schon erläutert, ist das Bewusstsein, dass das subjektive Krankheitsverständnis eine wesentliche Rolle auch im Umgang mit einer Krankheit und dadurch ihren Verlauf spielt, eine basale Wissensvoraussetzung in einer Migrationsgesellschaft. Wird eine Demenz von primär und sekundär Betroffenen aufgrund des türkischen Hintergrundes nicht als Krankheit aufgefasst, kann eine Kommunikationsstrategie, in der weniger über Krankheit als einfach über Vergesslichkeit gesprochen wird, die Situation sehr entspannen. Kultursensibilität (Golsabahi-Broclawski et al., 2020) ist hier angezeigt, um erfolgreich zu kommunizieren. Wie schon am eben beschriebenen Spannungsfeld deutlich wurde, darf nicht davon ausgegangenen werden, dass die Konflikte, welche im Krankenhaus im Kontext von Menschen mit Demenz entstehen, stets von den Angehörigen ausgehen. Auch im Behandlungsteam können Missverständnisse und Fehler vorkommen, welche die Angehörigen zu spüren bekommen.

Für das Behandlungsteam kann es umgekehrt äußert herausfordernd sein, wenn sich kein Angehöriger für den Menschen mit Demenz zuständig zu fühlen scheint. Verschärfend wirkt es, wenn die Angehörigen kein Wissen und Bewusstsein über die Demenzerkrankung haben und somit kein Verständnis für die Bedürfnisse der primär Betroffenen aufbringen können. Es kann für ärztliches Personal und Pflegende belastend sein, nicht zu wissen, was mit dem Menschen mit Demenz passiert bzw. wie es mit ihm weitergehen wird, wenn er wieder aus dem Krankenhaus entlassen wird.

Zudem kann für das Behandlungsteam schon bei der Einlieferung ins Krankenhaus offensichtlich werden, dass der Mensch mit Demenz zu Hause nicht entsprechend seinen Bedürfnissen unterstützt, gepflegt und versorgt wird. Sichtbar wird dies, wenn bei der Aufnahme ins Krankenhaus Menschen mit Demenz sehr verwahrlost ankommen. Das muss nicht mit böser Absicht geschehen. Eine Überforderung der pflegenden Angehörigen ist viel wahrscheinlicher (Gräßel/Behrndt 2016). Den Angehörigen hier vorsichtig und sensibel zu kommunizieren, dass mehr oder auch andere Betreuung zu Hause erforderlich ist, ist keine einfache Aufgabe. Zudem kann von Seiten der Angehörigen die Befürchtung bestehen, vom Betreuungsteam paternalisiert und kontrolliert zu werden, obwohl sie aus ihrer Sicht ihr Bestes geben. Der Hinweis auf Unterstützungs-, Beratungs- und Entlastungsangebote kann aus genau diesen Gründen – Sorge vor Kontrolle, Paternalisierung und Eingriff in die Privatsphäre – abgelehnt werden (Tezcan-Güntekin, 2018). Darüber hinaus ist es für pflegende Angehörige möglicherweise nicht einfach, zuzugeben, dass sie überfordert sind.

Behandlungsteams erleben auch immer wieder, dass Angehörige von Menschen mit Demenz mit sehr hohen Erwartungen und Ansprüchen ins Krankenhaus kommen (Stock/Schmidhuber, 2022). Dann ist es erforderlich, den Angehörigen Grenzen des Machbaren zu kommunizieren, die aufgrund struktureller Bedingungen gesteckt sind. Hier kann es etwa darum gehen, wie viel Zeit eine Pflegeperson mit dem Menschen mit Demenz im Krankenhaus verbringt.

Im Gegensatz zum oben erwähnten Beschützerinstinkt, durch den manche Angehörige den Menschen mit Demenz ungern im Krankenhaus abgeben, kann auch das Gegenteil eintreten: Angehörige zögern geplante Entlassungstermine immer wieder hinaus, weil sie aufgrund der hohen Belastung und Überforderung mit der Pflege zu Hause den Krankenhausaufenthalt des Menschen mit Demenz als Erholungszeit wahrnehmen (Ebd.). Wenn dies von Seiten des Behandlungsteams wahrgenommen wird, ist es freilich auch angezeigt, sensibel auf Unterstützungsangebote zu verweisen.

Verschiedene Angehörige, z.B. Kinder des Menschen mit Demenz, können das Behandlungsteam im Krankenhaus mit unterschiedlichen Vorstellungen über die weitere Vorgehensweise konfrontieren. Die Frage, was die Mutter oder der Vater gewollt hätte, was also in ihrem besten Interesse ist, kann sehr unterschiedlich empfunden werden. Diese Tatsache macht deutlich, dass eine Patientenverfügung und/oder die Benennung einer Stellvertreterin oder eines Stellvertreters für Entscheidungen in Situationen, in denen der Mensch mit Demenz nicht mehr selbst autonom entscheiden kann, sehr hilfreich sein kann (Coors et al., 2015).

Menschen mit Demenz entfremden sich im Laufe der Erkrankung immer mehr von ihrer Umgebung und leben zunehmend in ihrer eigenen Welt. Wie im Abschnitt 1.2 beschrieben, können mit der Erkrankung auch psychiatrische Begleitsymptome einhergehen, welche Menschen mit Demenz die Wirklichkeit gänzlich anders wahrnehmen lassen. So kommt es vor, dass sie den Eindruck haben, nichts zu essen zu bekommen, mit ihren Schmerzen alleine gelassen werden, keine Unterstützung bei der Körperpflege zu erhalten oder in einen anderen Raum verlegt worden zu sein und all das völlig unberechtigterweise aus ihrer Sicht. Dieses Gefühl, im Krankenhaus ungerecht und schlecht behandelt zu werden, teilen sie dann mittels eigenem Mobiltelefon ihren Angehörigen mit (Stock/Schmidhuber 2022). Das Behandlungsteam sieht sich dann mit Beschuldigungen konfrontiert und kommt in Erklärungsnot, weil Angehörige dem Menschen mit Demenz Glauben schenken und nicht dem Behandlungsteam. Die besorgten sekundär Betroffenen können aufgrund der Berichte der primär Betroffenen dann dazu neigen, das Pflegepersonal zu kontrollieren und ihm nicht mehr zu vertrauen. Das zeigt einmal mehr, wie wesentlich es ist, dass mehr Aufklärungsarbeit über Demenzen in der Gesellschaft vorgenommen wird.

Diätologinnen und Diätologen im Krankenhaus berichten, dass Angehörige oftmals mit den besten Absichten Essen und Getränke für den Menschen mit Demenz mitbringen. Allerdings ist nicht jede Form der Nahrung für Menschen mit Demenz geeignet, etwa wenn sie eine Schluckstörung haben und mitgebrachte Getränke nicht eingedickt werden oder das mitgebrachte Essen keine passende Konsistenz aufweist und es dadurch zu Verschlucken kommt. Ein Spannungsfeld entsteht vor allem dann, wenn Angehörige trotz Aufklärung wiederholt ungeeignete Nahrungsmittel und Flüssigkeiten mitnehmen. (Ebd.) All diese Spannungsfelder zeigen, wie wesentlich eine adäquate Kommunikation mit Menschen mit Demenz und ihren Angehörigen in der Klinik ist.

Für die Kommunikation mit Menschen mit Demenz gibt es jedoch mehr Überlegungen aus pflegerischer Sicht als aus medizinischer. Dennoch scheint es hilfreich, wenn auch medizinisches Personal hilfreiche Kommunikationsstrategien mit Menschen mit Demenz kennt, die zwar weniger mit dem Aufklärungsgespräch zu tun haben, aber für Wohlbefinden sorgen kann. In diesem Zusammenhang gibt es das von Tom Kitwood entwickelte Modell der personzentrierten Pflege, das von Dawn Brooker im Rahmen des VIPS-Modells weiterentwickelt wurde. Diese beiden Modelle werden aufgrund ihrer Bedeutung hier kurz vorgestellt.

Kitwood (2008) argumentiert dafür, den Menschen in den Mittelpunkt der Pflege zu stellen und nicht seine Demenz. Das lässt eine individuelle Betreuung und Versorgung des Menschen mit Demenz zu. Dennoch haben alle Menschen – nicht nur jene, die von einer Demenz betroffen sind – Bedürfnisse, die es in der Pflege zu berücksichtigen gilt und die individuell abgestimmt werden müssen. Zu diesen Werten zählen: Liebe,

Identität, Einbeziehung, Bindung, Beschäftigung, Geborgenheit/Wohlbefinden/Trost. Dawn Brooker (2007) hat nun auf Basis dieses Ansatzes von Kitwood das VIPS-Modell entwickelt, das konkret die individuelle Umsetzung dieser Werte in den Blick nimmt. VIPS ist das Akronym für Values, Individualität, Perspektive und soziale Umgebung. Die Werte (V: values) sind jene, die es nach Brooker sowohl für den Menschen mit Demenz als auch für jene Menschen, die für ihn sorgen, zu berücksichtigen gilt. Bei der Individualität (I) steht im Fokus, dass auch Menschen mit Demenz Individuen sind und ihre je eigenen Bedürfnisse haben. Dem Risiko aufgrund des Krankheitsbildes alle Menschen mit Demenz gleich zu behandeln, soll mit dem I in VIPS entgegengewirkt werden. Weiterhin gilt es zu versuchen, die Perspektive (P) des Menschen mit Demenz einzunehmen. Was wünscht er sich? Was braucht er? Warum ist er aufgebracht? Hier kann es erforderlich sein, Angehörige miteinzubeziehen. Werden die ersten drei Faktoren berücksichtigt, kann die soziale Umgebung (S) so angepasst werden, dass sich der Mensch mit Demenz wohlfühlt und ruhiger wird.

Diese idealtypischen Modelle, die auch nachweislich erfolgreich im Umgang mit Menschen mit Demenz eingesetzt werden (Rosvik et al., 2014), brauchen jedoch Zeit und stehen so den ökonomischen Herausforderungen im Krankenhaus entgegen, wie Eva Quack moniert:

> „So können Pflegende, die patientenorientiert oder vielmehr personzentriert handeln wollen, dies dennoch nur auf Basis der bestehenden Klassifikationslogik der im Krankenhaus dominierenden Disziplinen Medizin und Ökonomie. Folglich sind Pflegende immer häufiger gezwungen ihr Handeln vermehrt zweckrational und an ökonomischen Vorgaben auszurichten und bewegen sich damit im Spannungsfeld zwischen Wirtschaftlichkeit, Qualitätsansprüchen und Patientenzufriedenheit.“ (Quack, 2015, S. 6)

Der Gegentrend sollte allerdings sein, dass sich diese pflegerischen Modelle auch im Arzt-Patienten-Gespräch etablieren. Warum sollte sich eine Ärztin oder ein Arzt in der Kommunikation mit einem Menschen mit Demenz nicht auch am VIPS-Modell als Leitlinie orientieren? So würde im Arzt-Patienten-Gespräch die Orientierung an den Werten nach Kitwood nicht schaden, was einen respektvollen Umgang mit dem Menschen mit Demenz implizieren würde, indem man ihn etwa bestmöglich ins Gespräch einbezieht, auch wenn Angehörige anwesend sind. Sich im Gespräch immer wieder vor Augen zu halten, dass jeder Mensch mit Demenz anders ist und deshalb individuell nach seinen Bedürfnissen behandelt werden muss, würde der Individualität des Menschen mit Demenz Rechnung tragen. Ebenso kann es einer Ärztin oder einem Arzt für eine gelingende Kommunikation im Arzt-Patienten-Gespräch helfen, zu versuchen, die Perspektive des Menschen mit Demenz einzunehmen: Wie würde ich in seiner Situation behandelt werden wollen? Wie würde ich mir ein Gespräch mit einer Ärztin oder einem Arzt unter diesen Bedingungen respektive kognitiven Einschränkungen wünschen? Auch die soziale Umgebung, die an das Setting im SPIKES-Modell erinnert, das im Abschnitt 2.4 vorgestellt wurde, soll im Arzt-Patienten-Gespräch Berücksichtigung finden: Welcher Ort oder Raum ist für ein Gespräch aktuell möglichst angenehm und störungsfrei für den Menschen mit Demenz und seine begleitenden Angehörigen? Auf der Ebene der interkulturellen Arzt-Patienten-Kommunikation wird die Umsetzung der Gesprächsführung mit Menschen mit Demenz freilich noch anspruchsvoller.

4.2 Interkulturelle Arzt-Patienten-Kommunikation mit Menschen mit Demenz

Paternotte et al. (2016) untersuchten die interkulturelle Kommunikation im Arzt-Patienten-Gespräch im ambulanten Krankenhaus-Setting. Dabei wurden 39 Arzt-Patienten-Gespräche zwischen niederländischen Ärztinnen und Ärzten und nicht-niederländischen Patientinnen und Patienten per Video aufgenommen und anschließend analysiert. Die Analyse ergab, dass das medizinische Personal gut zuhörte, sich empathisch in der Kommunikation zeigte und gegenüber den Patientinnen und Patienten offen und respektvoll war. Dennoch konstatierte das Team rund um Paternotte, dass der Kommunikationsstil der Ärztinnen und Ärzte sehr biomedizinisch war und den bio-psychosozialen Aspekten zu wenig Aufmerksamkeit schenkte, was jedoch erforderlich wäre, um einem patienten-zentrierten Umgang gerecht zu werden, der wiederum ein Teil interkultureller Kommunikation sein sollte. Der für Kultursensibilität so wesentliche empathische Perspektivwechsel (Golsabahi-Broclawski et al., 2020) im Arzt-Patienten-Gespräch hielt sich demnach in Grenzen.

Wie schon im Kapitel 3.1 zum Kulturbegriff oben angeführt, halten Epner und Baile den patienten-zentrierten Ansatz speziell im interkulturellen Setting im Krankenhaus für erforderlich, um den einzelnen Patientinnen und Patienten gerecht zu werden (Epner/Baile, 2012). Dabei geht es weniger darum, den kulturellen Hintergrund von Patientinnen und Patienten im Blick zu haben, als vielmehr ihre Individualität. In diesem Zusammenhang sprechen die Autoren von „patient-centered cultural competence“ (Ebd., iii35). Auch wenn sie von Patientinnen und Patienten und nicht von Personen sprechen, erinnern ihre Überlegungen doch sehr an

Kitwoods person-zentrierten Ansatz. Anhand von acht Prinzipien möchten Epner und Baile patientenzentrierte kulturelle Kompetenz verstanden wissen. Diese Prinzipien werden im Folgenden gleich mit der Perspektive auf Menschen mit Demenz unter Einbeziehung von Kitwoods Überlegungen in Verbindung gebracht.

(1) *Jede und jeder hat ein grundsätzliches Bedürfnis gehört und verstanden zu werden.* („Everyone has a profound need to be heard and to be understood." Ebd., iii36)

Bereits im Rahmen dieses ersten Prinzips wird deutlich, dass es darum geht, die Patientin oder den Patienten auch als Person mit ihrer oder seiner eigenen Geschichte zu verstehen. Die Autoren konstatieren, dass allein die Möglichkeit, die individuelle Krankheitsgeschichte zu erzählen, einen therapeutischen Effekt für die Patientin oder den Patienten haben kann und ihr oder ihm erlaubt, „to feel as if you are interested in him as a person, not only as a patient" (Ebd., iii36)

Dieses Prinzip erinnert an die von Kitwood genannten Bedürfnisse von Menschen mit Demenz nach Bindung und Einbeziehung. Gerade Menschen mit Demenz haben das Bedürfnis, gehört und verstanden zu werden (Kruse, 2017). So kann etwa ein ständiges Korrigieren ihrer Wahrnehmung sehr stark ihr Wohlbefinden beeinträchtigen. Auch einem Menschen mit Demenz, der sich nicht mehr einwandfrei artikulieren kann, zunächst einfach zuzuhören, kann ihm das Gefühl geben, als Person wahrgenommen zu werden.

(2) *Das größte Anliegen von Menschen ist es, umsorgt zu werden* („All people really care about is being cared about." Epner/Baile, 2012, iii36)

Hier empfehlen Epner und Baile, der Patientin oder dem Patienten zu sagen, dass man sie oder ihn so behandeln wird, als wären sie Teil der eigenen Familie und sich dann auch dementsprechend verhalten soll. Hier lässt sich kritisch hinterfragen, ob eine Ärztin oder ein Arzt so weit gehen muss und dies nicht sogar die Professionalität überschreitet. Es scheint eine individuelle Entscheidung der Ärztin oder des Arztes zu sein, wie involviert sie oder er sich geben möchte. Auch hängt es freilich von den Patientinnen oder Patienten und ihrer oder seiner Familie ab, wie offen, emotional oder verschlossen die Betroffenen sind.

Menschen mit Demenz brauchen Kitwood zufolge Trost. Dieses Bedürfnis spiegelt sich in diesem Prinzip. Wenn eine Ärztin oder ein Arzt selbst eine angehörige Person mit Demenz hat, kann das ein Trost für den Menschen mit Demenz sein, weil auf besonderes Verständnis zu hoffen ist. Das Gefühl, gut umsorgt zu werden, fördert bei Menschen mit Demenz das Wohlbefinden, insbesondere wenn sie, wie schon eingangs konstatiert, in doppelter Weise fremd sind: Einerseits in ihrer Welt der Demenz, in der Vieles nicht mehr verstehbar ist und andererseits aufgrund ihrer Migrationsbiografie.

(3) *Die Familie ist eine Verlängerung der Patientin oder des Patienten.* („Family is an extension of the patient." Ebd.)

Im dritten Prinzip sollte nach Epner und Baile die Familie direkt im Arzt-Patienten-Gespräch als Thema aufgegriffen werden, indem etwa danach gefragt wird, wie die Kinder mit der Erkrankung umgehen, denn „asking a patient about his family opens an emotional window" (Ebd., iii36).

In den noch folgenden Fallbeispielen (5.2) wird sehr deutlich, wie sehr Angehörige oftmals als Verlängerung des Menschen mit Demenz im Arzt-Patienten-Gespräch angesehen werden. Aufgrund der Herausforderungen in der Kommunikation mit Menschen mit Demenz, kann es hilfreich sein, die Angehörigen miteinzubeziehen. Allerdings besteht zum Teil das Risiko, neben dem Menschen mit Demenz über ihn mit den Angehörigen zu sprechen. Dies sollte im Sinne des Bedürfnisses der Einbeziehung nach Kitwood vermieden werden.

(4) *Worte können heilen oder schaden.* („Words can harm and words can heal." Ebd.)

Dies ist in dem Sinne gemeint, dass es sehr darauf ankommt, *wie* man eine Nachricht übermittelt. Diese Überlegungen decken sich mit jenen aus den klassischen Kommunikationstheorien von Paul Watzlawick und Schulz von Thun. Obwohl dasselbe gemeint ist, macht es einen Unterschied zu sagen: „Wir können nichts mehr für Sie tun." oder „Ich wünschte, es gäbe bessere Therapien für Sie."

Bei Menschen mit Demenz ist es von besonderer Bedeutung, sie sensibel aufzuklären. Es gilt nicht nur, die angemessene Sprache zu finden, die auch verstanden wird, sondern dem Menschen mit Demenz mit seinem subjektiven, kulturell geprägten Krankheitsverständnis respektvoll zu begegnen, etwa wenn er Demenz nicht als Krankheit anerkennen möchte. Sich darauf vor einem westeuropäischen, biomedizinisch zentrierten Hintergrund aus ärztlicher Sicht einzulassen, ist in der Arzt-Patienten-Kommunikation eine besondere Herausforderung. Wenn das gelingt, kann das für die Betroffenen die so wichtige Anerkennung ihrer Identität bedeuten.

(5) *Körperliche Berührung ist eine Kraft, die destruktiv oder heilend wirken kann.* („Physical touch is a powerful force that can be destructive or healing." Ebd.)

In der Umsetzung dieses Prinzips bedarf es großer Sensibilität der Ärztin oder des Arztes, was von der Patientin oder dem Patienten als angemessen empfunden wird. Wie in Abschnitt 3.3 deutlich wurde, wird körperliche Nähe je nach kulturellem Hintergrund sehr unterschiedlich empfunden.

Menschen mit Demenz mit dem Bedürfnis nach Liebe können eine tröstende Hand auf der Schulter als sehr unterstützend wahrnehmen. Bei Menschen mit Demenz muss allerdings auch damit gerechnet werden, dass sie ungehalten und vielleicht sogar aggressiv reagieren, wie am Anfang dieses Buches im Rahmen der Symptomatik beschrieben wurde. Es gilt also bei der Umsetzung dieses Prinzips einerseits den kulturellen Hintergrund zu beachten und andererseits auch die Tagesverfassung zu berücksichtigen.

(6) *Nonverbales hat viel Kraft.* („People transmit as much or more information by non-verbal cues as they do by words." Ebd.)

In diesem Prinzip wird auch das adressiert, was hier schon in früheren Überlegungen thematisiert wurde: Nonverbale Botschaften haben eine große Wirkung, derer man sich als Ärztin oder Arzt bewusst sein sollte. So könnte ein unbedachtes Runzeln der Stirn eine Patientin oder einen Patienten verunsichern. Wie schon in Abschnitt 2.1 erwähnt, werden 80 Prozent der Kommunikation nonverbal rezipiert.

Insbesondere Menschen mit Demenz, die möglicherweise im Arzt-Patienten-Gespräch nicht mehr in vollem Ausmaß der verbalen Kommunikation folgen können, reagieren sensibel auf Mimik und Gestik. Umgekehrt sollte auch von ärztlicher Seite bei dem Menschen mit Demenz im Gespräch ganz besonders auf Mimik und Gestik geachtet werden, weil sie eventuell nicht mehr angemessen verbalisieren können, was sie empfinden, dies aber nonverbal ausdrücken (Kruse, 2017). Achtet die Ärztin oder der Arzt besonders auf die nonverbalen Signale des Menschen mit Demenz und versteht es, sie richtig zu interpretieren, kann sie oder er ihm eine Möglichkeit der Einbeziehung ins Gespräch im Sinne Kitwoods ermöglichen.

(7) *Spiritualität ist für fast jede Person wichtig.* („Spirituality is important to nearly everyone." Epner/Baile, 2012, iii37)

Hier geht es darum, einfach nachzufragen, welche Rolle Spiritualität oder Religion im Leben der Patientin oder des Patienten spielt und dementsprechend darauf einzugehen. Die Autoren meinen, dass man bei religiösen Personen sagen könnte, dass man für sie beten wird. Hier ist es jedoch wesentlich, wiederum den Kontext zu berücksichtigen. Religion ist in einer säkularisierten Gesellschaft für viele Menschen Privatsache. Deshalb bedarf es auch hier großer Sensibilität, ob diese Aussage für die Patientin oder den Patienten angemessen ist. Bei Bekundung der Patientin oder des Patienten religiös zu sein, könnte von ärztlicher Seite der Hinweis auf die Krankenhausseelsorge unterstützend wirken.

Spiritualität kann im Sinne Kitwoods die Identität eines Menschen mit Demenz stärken. Dies zu berücksichtigen und kulturell in das jeweilige Krankheitsverständnis einzubetten, kann eine gelungene Kommunikation fördern. So kann das angesprochene Gebet bei einem Menschen mit Demenz, dem etwa der regelmäßige Kirchgang stets wichtig in seinem Leben war, in diesem Fall tatsächlich unterstützend wirken.

(8) *Erlaube der Patientin und ihrer Familie oder dem Patienten und seiner Familie so viel Kontrolle wie möglich.* („Allow the patient and family as much control as possible.“ Ebd.)

Es geht hierbei darum, was die Patientin oder der Patient selbst im Arzt-Patienten-Gespräch für wichtig hält und ausführlicher besprechen möchte. In diesem Zusammenhang soll auch das subjektive Krankheitsverständnis eruiert werden. Hier werden sich unterschiedliche Auffassungen zeigen und auch der Wunsch, die Familie einzubeziehen, wird individuell variieren, wie schon in Abschnitt 3.2 herausgearbeitet wurde.

Bei Menschen mit Demenz ist die Familie aufgrund der Erkrankung fast unvermeidlich eine Verlängerung der oder des primär Betroffenen. Wie schon im Rahmen des dritten Prinzips erwähnt, sollte die Einbeziehung der Familie jedoch nicht zur Folge haben, dass der Mensch mit Demenz nicht mehr ins Gespräch geholt wird. Freilich, im dritten Stadium der Erkrankung, in dem sich die oder der primär Betroffene nicht mehr mitteilen kann bzw. seine verbalen und nonverbalen Äußerungen schwer zu deuten sind, gewinnen die Angehörigen in der Kommunikation mit der Ärztin oder dem Arzt eine immer größere Bedeutung. Die von Epner und Baile postulierte Kontrolle im Behandlungsverlauf kann der Identität im Sinne Kitwoods Rechnung tragen, wenn dabei berücksichtigt wird, was der Mensch mit Demenz gewollt oder nicht gewollt hätte.

Obwohl Epner und Baile hier von patienten-zentrierter kultureller Kompetenz sprechen, wird anhand der acht Prinzipien deutlich, dass das Thema Kultur hier explizit keine große Rolle spielt, sondern vielmehr der einzelne Mensch in seiner Individualität in den Blick genommen wird. Mit den Überlegungen in Kapitel 3.2 zur Bestimmung der interkulturellen Kompetenz deckt sich das viele Nachfragen, das Offensein gegenüber dem Anderen und der erforderliche Perspektivwechsel.

Nun scheinen die Überlegungen zur interkulturellen Kompetenz im Arzt-Patienten-Gespräch der ersten vier Kapitel zwar anspruchsvoll, aber nicht unmöglich in ihrer Umsetzung. Wie es tatsächlich in der Praxis von Patientinnen und Patienten und ihren Angehörigen erlebt wird, soll im nächsten Kapitel der Fallanalyse näher betrachtet werden.

5. Fallanalyse

5.1 Fallauswahl

In diesem Abschnitt werden ergänzend zur bisherigen Literaturanalyse Fallbeispiele zu Arzt-Patienten-Gesprächen mit Menschen mit Demenz oder Arzt-Patienten-Gesprächen mit Menschen mit Migrationshintergrund analysiert. Bisher existiert kaum Forschungsliteratur zur Kombination aller drei Bereiche (Arzt-Patienten-Gespräch, Interkulturalität und Demenz), die Fallstudien umfassen deshalb selten alle drei Bereiche. Deswegen müssen die einzelnen Bereiche gesondert analysiert und verglichen werden. Die Fälle wurden mittels systematischer Literaturrecherche ausgewählt. Dabei wurden bei der Auswahl der Fälle für die Analyse folgende Aspekte berücksichtigt: 1) Der Fall gewährt neue Einblicke in ein Problem, 2) bestehende Annahmen werden durch den Fall kritisch in Frage gestellt, 3) die Analyse des Falls bietet neue Lösungsansätze in der Forschung.

Die Fälle werden nach der Beschreibung und Analyse mit der relevanten Literatur aus den vorangegangenen Kapiteln verglichen. Ziel ist es, den Erkenntnisgewinn über die bisher bestehende Literatur hinaus mittels Fallanalysen zu erweitern. Die Fallstudienmethode wird aufgrund ihrer Flexibilität herangezogen: Sie erlaubt es, sich nicht auf eine einzelne Erhebungs- und Auswertungstechnik beschränken zu müssen, sondern ist als ein Prozess zu verstehen, „in dessen Mittelpunkt die Erfassung und Beschreibung einer konkreten praktischen Herausforderung steht" (Schögel/Tomczak, 2009, S. 82). Nachdem die einzelnen Fälle analysiert wurden, werden sie miteinander verglichen. Dabei werden die Gemeinsamkeiten zwischen den Fällen herausgearbeitet, um daraus Schlüsse ziehen zu können (Ebd.).

Bei der Fallbeispiel-Recherche in verschiedenen Literaturdatenbanken bestand die Schwierigkeit, konkrete Beispiele für Arzt-Patienten-Gespräche zu finden, die von einer der beteiligten Personen beschrieben werden. Zusätzlich soll, wie oben erwähnt, Migrationshintergrund und/oder Demenz eine Rolle spielen. So findet man etwa mit der Stichwortsuche „Arzt-Patienten-Gespräch Interkulturalität Demenz" auf Google Scholar lediglich 10 Ergebnisse (Stand 09.02.2022), wobei hier nur in einem Artikel im Hamburger Ärzteblatt von Juni 2016 ein konkretes Fallbeispiel zur Arzt-

Patienten-Kommunikation vorkommt, allerdings ohne die für dieses Buch erforderlichen Kontexte Demenz und/oder Migration.

Mit den Stichworten „Demenz Migration Krankenhaus Kommunikation“ findet man auf Google Scholar 1060 Ergebnisse (Stand: 09.02.2022), in denen jedoch das Arzt-Patienten-Gespräch kaum im Rahmen von Fallbeispielen thematisiert wird. Es wurde ein wissenschaftlicher Artikel mit dieser Suche gefunden, in dem ein besonders aussagekräftiges Fallbeispiel genannt wird, das alle Bedingungen im Sinne der Erweiterung der bisherigen Literaturanalyse erfüllt: Es handelt sich um eine Angehörige mit Migrationshintergrund eines Mannes mit Demenz, die von einem Gespräch mit dem Arzt im Krankenhaus berichtet (Tezcan-Güntekin, 2018). Dieses Fallbeispiel wird im nächsten Kapitel als Fall 1 vorgestellt und anschließend analysiert.

Fallbeispiele ohne interkulturellen Kontext mit Menschen mit Demenz und ihren Angehörigen findet man am besten in Erfahrungsberichten, welche Angehörige in den vergangenen Jahren auf den Buchmarkt gebracht haben. Allein schon mit der Stichwortsuche „Alzheimer Mutter“ findet man auf Amazon 325 Ergebnisse (Stand: 09.02.2022). 210 Ergebnisse sind es zum selben Zeitpunkt bei der Stichwortsuche „Alzheimer Vater“. Mit den Stichworten „Demenz vergessen“ sind 730 Ergebnisse, die Erfahrungsberichte sowie Ratgeber beinhalten, zu finden (Stand: 09.02.2022). Da die Perspektive der Betroffenen im Arzt-Patienten-Gespräch, also der Menschen mit Demenz und ihren Angehörigen, hier untersucht werden sollte, wurde als Fall 2 ein Erfahrungsbericht einer Frau, die ihre alzheimerkranke Mutter pflegt, gewählt (Zander-Schneider, 2011). Fall 3, eine Frau, die ihren Mann mit Demenz zum Arzt-Patienten-Gespräch begleitet, wurde in einem Ratgeber einer amerikanischen Gerontologin als Fallbeispiel gefunden (Basting, 2012).

Diese Innenperspektiven von Betroffenen gelten als besonders wertvoll für wissenschaftliche Analysen, weil individuelle Narrationen es erlauben, die Perspektive zu erweitern (Montello, 2014). Die Fallbeispiele werden als zur Literaturanalyse ergänzende narrative Zugänge qualitativer Art betrachtet und sind nicht repräsentativ. Das Anliegen dieses Buches ist es, durch die persönlichen Narrationen die mögliche Problematik von Arzt-Patienten-Gesprächen zu verdeutlichen und anschließend zu reflektieren, wie eine Verbesserung dieser ermöglicht werden kann. Der Anspruch auf repräsentative Daten wird hier nicht gestellt. Das schon vorgestellte SPIKES-Modell wird aufgrund seiner Bewährtheit als Instrument zur Analyse herangezogen – sowohl für die Einzelfallanalyse als auch die vergleichende Fallanalyse.

5.2 Einzelfallanalyse

An dieser Stelle muss vorausgeschickt werden, dass in allen drei Fällen nur eine Perspektive vorhanden ist. Vor dem Hintergrund der vier Ohren einer Botschaft nach Schulz von Thun ist zu berücksichtigen, dass die andere Person in der Kommunikation das Gespräch möglicherweise ganz anders wahrgenommen hätte. Insbesondere im Gespräch zwischen ärztlichem Personal und Patientinnen und Patienten und/oder Angehörigen, in dem die Kommunikation oft asymmetrisch ist, kann die Wahrnehmung, wie gut oder schlecht etwas kommuniziert wurde, sehr unterschiedlich sein. Zudem befinden sich die Patientin oder der Patient und die Angehörigen in einer emotional belastenden Situation, sodass ein ärztliches Gespräch rund um Krankheit, schlechter Diagnose und Sterben selten nüchtern und objektiv in dieser Position betrachtet werden kann. Diese Subjektivität gilt es im Sinne der Fairness gegenüber den angesprochenen Ärztinnen und Ärzten zu berücksichtigen.

Fall 1

Dieses Beispiel ist einer empirischen Studie entnommen, in der Hürrem Tezcan-Güntekin, Professorin für Interprofessionelle Handlungsansätze mit Schwerpunkt auf qualitative Forschungsmethoden in Public Health in Berlin, Interviews mit pflegenden Angehörigen von aus der Türkei stammenden Menschen mit Demenz geführt hat (Tezcan-Güntekin, 2018). Sie analysierte die Ergebnisse im Hinblick auf Konflikte im medizinischen und pflegerischen Alltag. An dieser Stelle wird das Fallbeispiel unter dem Gesichtspunkt der interkulturellen Kommunikation im Gespräch zwischen dem deutschen Arzt und der aus der Türkei stammenden Frau eines Mannes mit Demenz untersucht.

Ein aus der Türkei stammender Mann, Herr U., der schon seit den 1980er-Jahren mit seiner Familie in Deutschland lebt, erhält mit 52 Jahren eine Demenz-Diagnose. Seine Kinder sind noch im Jugendalter. Herr U. muss seinen Beruf wegen der starken Symptome aufgeben, seine Frau arbeitet weiterhin halbtags und versucht, nebenher die Betreuung ihres Mannes und der Kinder unter einen Hut zu bringen. Sie ist entsprechend belastet und überfordert, nimmt aber erst sehr spät eine Tagesbetreuung in Anspruch. Als Herr U. eines Tages, wie im schweren Stadium der Demenz nicht unüblich, nicht mehr schlucken kann und deshalb keine Flüssigkeit und Nahrung mehr zu sich nehmen kann, erlebt Frau U. – nach eigener Aussage – eine sehr unsensible Situation im Krankenhaus:

> „In diesem Krankenhaus wurde uns immer nur gesagt: ‚Er wird sterben, er wird sterben.' Im Gang sagten sie zu meinen Kindern ‚Euer Vater wird sterben.' Wir wollten eine PEG, sie haben gesagt, dass er sterben wird und sie nichts mehr für ihn tun werden, wir sollten woanders hingehen. Uns wurde dort gar nicht geholfen." (Tezcan-Güntekin, 2018, S. 227).

Fallanalyse

Es handelt sich hier demnach um eine Situation, in welcher die Diagnose schon lange klar war und die Angehörigen versuchten, damit bestmöglich umzugehen. Frau U. fühlt sich sehr belastet und einer Situation ohne Unterstützung ausgesetzt. In diesem Fall wäre eine besonders vertrauensbildende Kommunikation im Krankenhaus mit dem klinischen Personal hilfreich gewesen. Leider ist in diesem Beispiel aus Sicht der Angehörigen genau das Gegenteil der Fall. Sie fühlt sich vor den Kopf gestoßen, weil ihr – in ihrer Wahrnehmung – nicht erklärt wird, warum eine PEG-Sonde im schweren Stadium der Demenz keinen Sinn mehr macht. Selbst Menschen ohne Migrationshintergrund würden bei einer ganz und gar nicht als symmetrisch wahrgenommenen Kommunikation im Sinne Watzlawicks mit hoher Wahrscheinlichkeit sehr irritiert reagieren. Anstatt Frau U. zu erklären, dass eine gute palliative Versorgung ihrem Mann nun ein ruhiges und würdiges Sterben ermöglichen wird, eine PEG-Sonde hingegen den Körper nur belastet und das Sterben ohne Lebensqualität hinausgezögert wird, fühlt sie sich immer wieder mit den Worten „Er wird sterben" gequält. Die Perspektive des Arztes, die in diesem Fallbeispiel nicht bekannt ist, könnte freilich sein, dass er alles erläutert und wiederholt erklärt hat.[6]

Hinsichtlich der interkulturellen Kommunikation in diesem Gespräch zwischen Arzt und Angehöriger scheint der Arzt sich wenig bis gar nicht mit dem subjektiven Krankheitsverständnis dieser türkischen Familie auseinandergesetzt zu haben. Dann wüsste er nämlich, wie wichtig es für diese üblicherweise ist, den kranken Angehörigen möglichst lange am Leben zu erhalten, um nicht das Gefühl entstehen zu lassen, nicht alles für ihn getan zu haben. Palliative Behandlung ist für Menschen mit türkischem Hintergrund deshalb oftmals schwer anzunehmen (Tezcan-Güntekin, 2018). Umso wichtiger ist, die Gründe, wie die fehlende medizinische

6 Diese Perspektive höre ich in Ethik-Workshops für Ärztinnen und Ärzte immer wieder: Sie können oft schwer nachvollziehen, dass ihre einfachen und wiederholten Erklärungen nicht bei den Patientinnen und Patienten sowie ihren Angehörigen ankommen.

Indikation für eine PEG, in der Kommunikation als Ärztin oder Arzt deutlich zu machen.

Das vierte Prinzip nach Epner und Baile (2012), dass Worte heilen, aber auch schaden können, ist in diesem Fall sehr deutlich in zweiter Hinsicht geworden. Die Familie hat wahrgenommen, dass ihnen immer wieder nur gesagt wurde: Er wird sterben. Worte wie „Wir werden alles dafür tun, dass er würdevoll und friedlich gehen kann" meinen dasselbe und sind sehr wahrscheinlich wesentlich beruhigender für die Familie. Auf die Emotionen der Ehefrau und der Kinder im Sinne des SPIKES-Modells wurde offensichtlich gar nicht eingegangen. Vielmehr wurde hier sehr schonungslos das Sterben des Vaters angekündigt.

Fall 2

Bei diesem Fallbeispiel geht es um die ärztliche Mitteilung der Diagnose Alzheimer. Interkulturalität spielt hier keine Rolle. Gabriela Zander-Schneider, die Verfasserin des Erfahrungsberichts „Sind Sie meine Tochter? Leben mit meiner alzheimerkranken Mutter" (2011), die mehrere Jahre ihre an Alzheimer-Demenz erkrankte Mutter pflegte, beschreibt in diesem Buch das Wechselbad der Gefühle, das sie mit ihrer Mutter in der Zeit ihrer Erkrankung erlebte. Die Persönlichkeitsveränderung ihrer Mutter, die auch das sogenannte herausfordernde Verhalten mit sich brachte, war für Zander-Schneider besonders belastend. Sie beschreibt aber auch lustige und entspannte gemeinsame Momente, welche sie trotz Erkrankung mit ihrer Mutter noch erleben durfte.

Vier Monate lang zeigten sich bereits Veränderungen im Verhalten der Mutter und der Verdacht lag nahe, dass es sich um eine Demenz handeln könnte. Den Arztbesuch, bei dem die Diagnose mitgeteilt werden sollte, beschreibt Zander-Schneider so:

> „Der Arzt macht einen freundlichen Eindruck. Zumindest bis wir uns gesetzt haben. [...] ‚Wissen Sie, da kann ich Ihnen auch nicht helfen. Es gibt zwar Medikamente. Aber ob die tatsächlich helfen... Und sauteuer sind die auch. Aber wenn es ihr Gewissen beruhigt, kann ich sie ja mal aufschreiben. Ach und noch was, das wird noch viel, viel schlimmer.' [...] Zwei Minuten später stehen wir wieder vor der Arzthelferin und warten auf das Rezept. Ich habe das Gefühl, als habe man mir den Boden unter den Füßen weggerissen. Vier Monate habe ich gewartet, um von einem Spezialisten solche dürren Sätze zu hören?" (Zander-Schneider, 2011, S. 16).

Fallanalyse

Auch in diesem Fallbeispiel wird die Sorge und Überforderung der Angehörigen deutlich. Der Wunsch und vermutlich auch die Erwartung, von dem Arzt nun gut betreut zu werden, ist groß, das wird am einleitenden und am letzten Satz deutlich: Der Arzt wirkt freundlich, was für die Angehörige als positiv wahrgenommen wird, sie hat im ersten Moment den Eindruck, hier gut aufgehoben zu sein. Die Enttäuschung, im Gespräch nur *dürre Sätze* gehört zu haben, verunsichert die Angehörige sehr. Anstatt ihr Mut zu machen, nicht-medikamentöse Therapien zu erwähnen, die im Anfangsstadium äußerst wirksam sein können, die Möglichkeit der Betreuung zur Entlastung zu Hause von Tageszentren usw. erwähnt der Arzt mit keinem Wort. Stattdessen trifft auch hier im Sinne von Epner und Baile (2012) das vierte Prinzip zu, indem er Worte verwendet, die mehr Schaden anrichten. Bei der Mitteilung einer schlechten Nachricht, als welche die Diagnose Demenz durchaus verstanden werden kann, sollte nach Baile et al. (2000), wie oben erläutert, das SPIKES-Modell angewandt werden. Wie der Arzt das Setting gestaltet hat, geht aus dem Beispiel nicht hervor, außer dass Zander-Schneider und ihrer Mutter ein Platz angeboten wurde. Deutlich wird jedoch, dass er nicht versuchte, abzuklären, was die Tochter schon weiß, ob sie eine Vorahnung hat o.ä. Die betroffene Mutter wird gar nicht ins Gespräch einbezogen. Ebenso wenig erfolgt eine Einladung zum Gespräch bzw. wird nicht erfragt, ob die Bereitschaft, die Diagnose zu erfahren, gegeben ist. Das Übermitteln der Nachricht erfolgt wenig einfühlsam, auf die Emotionen, die dieses Gespräch bei der Angehörigen auslösen, wird nicht eingegangen bzw. werden diese nicht evaluiert. Das Gespräch dauert in der Wahrnehmung der Angehörigen nur zwei Minuten, entsprechend kurz war auch das Thematisieren der Strategie, welche Möglichkeiten es nun gibt, gut mit der Erkrankung umzugehen. Die weitere Vorgehensweise beschränkte sich allerdings auf die Verschreibung eines Rezepts für Medikamente. Es scheint auch keine Möglichkeit für die Angehörige gegeben zu haben, Fragen zu stellen.

Nun könnte dieses Fallbeispiel als besonders misslungen und als extremer Einzelfall gewertet werden. Dass es sich nicht so verhält, zeigt das dritte ausgewählte Beispiel.

Fall 3

Die amerikanische Gerontologin, Anne Davis Basting, versucht der Demenz positive Seiten abzugewinnen und dies auch in ihren Ratgebern zu vermitteln. Sie zeigt, dass Wachstum, Humor und emotionale Verbundenheit mit Menschen mit Demenz möglich sind und macht so den pflegenden Angehörigen Mut. In ihrem Ratgeber „Das Vergessen vergessen. Besser leben mit Demenz“ (2012) bringt sie aber auch Beispiele, wie es nicht laufen sollte. Sie bringt in diesem Zusammenhang ein Beispiel einer Angehörigen, der Frau eines Mannes mit Demenz, die vom Erlebnis der Mitteilung der Diagnose des Psychiaters berichtet. Interkulturelle Aspekte spielen auch in diesem Beispiel keine Rolle. Dennoch erlebt die Angehörige die Art nach der Mitteilung der Diagnose Demenz als äußerst unangemessen:

> „[...] nachdem der Psychiater es uns gesagt hatte, stand er auf und meinte: ‚Meine Sprechstundenhilfe bringt Ihnen ein Päckchen Tempos.‘ Und weg war er.“ (Basting, 2012, S. 17)

Fallanalyse

Dieses Beispiel ist sehr kurz und sagt wenig über die Rahmenbedingungen des Gesprächs aus. Deutlich wird jedoch aus dieser kurzen Passage, dass das Gespräch als zu kurz wahrgenommen wurde. Es gab offenbar keinen Raum für Nachfragen oder das Eingehen auf die Emotionen nach Erhalt der Diagnose. Mit der Aussage, dass die Sprechstundenhilfe mit Taschentüchern zur Verfügung steht, wird jedoch deutlich, dass dem Arzt bewusst ist, dass die Mitteilung der Diagnose Demenz die Betroffenen beschäftigen und emotional schwierig sein wird. Er schien es jedoch zu bevorzugen, die ärztliche Aufgabe des Eingehens auf die Emotionen an seine Sprechstundenhilfe zu delegieren. In diesem Zusammenhang wäre zu überlegen, ob dies möglicherweise gar nicht die schlechteste Alternative ist, unter den Bedingungen, dass die Sprechstundenhilfe diese Aufgabe übernehmen möchte und dafür Zeit und die Fähigkeiten hat.

Auch in diesem Beispiel wird anhand des SPIKES-Modells offenbar, dass alle Regeln der guten Arzt-Patienten-Kommunikation beim Mitteilen einer schlechten Nachricht unberücksichtigt blieben. Alle Regeln angemessener, empathischer Kommunikation im Arzt-Patienten-Gespräch wurden missachtet. In diesem Fall ist nichts bekannt über das Setting oder das Nachfragen, ob der Betroffene und seine Frau überhaupt bereit für die Diagnose waren. Ebenso wenig ist bekannt, ob versucht wurde, herauszufinden, was die beiden bereits wissen, ob sie schon eine Vorahnung hatten. Das Erfassen und Benennen der Emotionen, die dieses Paar aller Wahrscheinlichkeit nach erlebte, nachdem es die Diagnose erfuhr, bleibt aus Sicht der Angehörigen des Patienten aus. Auch eine abschließende

Zusammenfassung und die Besprechung des weiteren Vorgehens fanden nicht statt.

5.3 Vergleichende Fallanalyse

Nach diesen drei Einzelfallbeispielen sollen in diesem Abschnitt nun im Sinne der vergleichenden Fallanalyse die Gemeinsamkeiten und Unterschiede zwischen den Fällen herausgearbeitet werden (Schögel/Tomczak, 2009).

Obwohl drei völlig unterschiedliche Quellen für die Fallbeispiele gewählt wurden – ein wissenschaftlicher Fachartikel, ein Erfahrungsbericht und ein Ratgeber – zeigen sich deutlich Überschneidungen zwischen den Fällen: In allen drei Beispielen berichten nahestehende Angehörige von einer aus ihrer Sicht gescheiterten Kommunikation im Arzt-Patienten-Gespräch. In zwei Fällen handelt es sich um die Ehefrau des Patienten, in einem um die Tochter der Patientin. Nur ein Fall ist interkulturell. Dennoch scheint in den beiden Fällen ohne interkulturelle Aspekte die Kommunikation im Arzt-Patienten-Gespräch nicht weniger gescheitert wahrgenommen worden zu sein. Dass es schwer war, Fälle mit interkulturellem Bezug zu finden, mag daran liegen, dass es konkret zum Arzt-Patienten-Gespräch im interkulturellen Kontext noch kaum Studien gibt.

Auf Basis des SPIKES-Modells kann fallübergreifend festgestellt werden, dass die sechs darin genannten wesentlichen Aspekte für eine gute Arzt-Patienten-Kommunikation in allen drei beschriebenen Situationen nicht beachtet wurden. Über das Setting (S) wird in keinem der Fälle etwas gesagt. Wenn es im Sinne von Baile et al. angemessen war, dann ist vermutlich der Raum für Arzt-Patienten-Gespräche schon von vornherein ideal eingerichtet, z.B. dass die Ärztin oder der Arzt der Patientin oder dem Patienten gegenübersitzt. Betrachtet man jedoch die Fälle, scheint diese möglicherweise ideale Situation nicht wesentlich zu sein, wenn alle folgenden Aspekte nicht berücksichtigt werden. Das Eruieren, was schon von Patienten- und Angehörigenseite gewusst wird (Perception) und das Abklären, ob die Betroffenen bereit für das Gespräch sind (Invitation), wird in keinem der drei Fälle als Teil der Situation erwähnt. Vielmehr fühlten sich alle Angehörigen in den Fällen überrumpelt, auch wenn sie bereits eine Vorahnung hatten. Sowohl die Übermittlung (Knowledge) des weiteren Behandlungsverlaufs (Fall 1) als auch die Mitteilung der Diagnose Demenz (Fall 2 und Fall 3) wurde in allen Beispielen als sehr schonungslos, unsensibel und unangemessen knapp erlebt, was die Betroffenen auch verbalisieren: „Uns wurde dort gar nicht geholfen." (Fall 1), „das Gefühl, als habe man mir den Boden unter den Füßen weggerissen. [...] von einem Spezialisten solche dürren Sätze zu hören?" (Fall 2), „Und weg war er." (Fall 3). Diese als unangemessen kurz erlebten Gesprächssituationen boten selbstverständlich dann auch in weiterer Folge keinen Raum für das Eingehen auf die Emotionen (Evaluation of Emotions). Dass es jedoch ein Bedürfnis dafür gab, wird auch aus den oben genannten Sätzen deutlich. Ebenso wenig wurde der aktuelle Stand, die aktuelle Wissenslage und das weitere Vorgehen besprochen (Summary & Strategy). Die Betroffenen erleben, dass nicht über Strategien für ein gutes Sterben gesprochen wird, was in Fall 1 unter Einbeziehung einer palliativen Versorgung Thema sein müsste, sondern negative Aussagen wie „Er wird sterben" (Fall 1) und „das wird noch viel, viel schlimmer" (Fall 2).

Betrachtet man jeweils den Kern der Unzufriedenheit der Angehörigen, zeigt sich, dass es vor allem die kurze und als unsensibel wahrgenommene Gesprächsführung sowie das Nicht-Eingehen auf emotionale Befindlichkeiten waren, welche den Unmut über das Gespräch bei den Betroffenen hervorgerufen haben. In der Studie zum SPIKES-Modell hat das Team rund um Baile herausgefunden, dass über die Hälfte der 500 befragten Ärztinnen und Ärzte in der Onkologie selbst angaben, dass es ihnen sehr schwerfällt, angemessen auf die Emotionen der Patientinnen und Patienten zu reagieren und einzugehen. (Baile et al., 2000) Ein für das Arzt-Patienten-Gespräch passendes Setting herzustellen, erfährt hingegen ein Drittel der befragten Ärztinnen und Ärzte als gut machbar. Es kann angenommen werden, dass diese Daten aus der Onkologie auch auf Ärztinnen und Ärzte übertragen werden können, welche Menschen mit Demenz die Diagnose mitteilen und sie behandeln, etwa aus der Neurologie, Psychiatrie, Geriatrie. Die analysierten Fallbeispiele legen die Vermutung sehr nahe.

Bemerkenswert ist auch, dass es aus Sicht der Angehörigen in allen drei Fallbeispielen kein Arzt geschafft hat, im Sinne des Partnerschaftsmodells zu kommunizieren. Obwohl die Ärzte nicht mit den Menschen mit Demenz gesprochen haben, sondern mit den kognitiv gesunden Angehörigen, waren die Gespräche nicht symmetrisch, sondern komplementär ausgerichtet.

Zusammenfassend zeigen die analysierten Fälle, dass die ärztlichen Kompetenzen, ein aus Sicht der Betroffenen gelungenes Arzt-Patienten-Gespräch zu führen, defizitär gesehen werden; nicht nur im interkulturellen Kontext, sondern generell. Das mag vor allem daran liegen, dass Ärztinnen und Ärzte schon grundsätzlich einem herausfordernden Arbeitsalltag ausgesetzt sind und in erster Linie ihre medizinische Kompetenz gefragt ist. Der bereits angesprochene ökonomische Druck erhöht die Belastung in der täglichen Praxis. Die sogenannten Soft Skills, zu welchen Gesprächsführung gezählt wird, scheinen in der Praxis nebenher erlernt werden zu müssen. Dass dies und ärztliche Erfahrung nicht unbedingt zum Erfolg in der Arzt-Patienten-Kommunikation führen, zeigen die analysierten Beispiele. Es ist deshalb angezeigt, Schulungen für Ärztinnen und Ärzte schon während des Studiums, aber auch als Fortbildungen im Beruf verpflichtend einzuführen, in denen auch die Überschneidung zwischen patientenzentrierter Kommunikation und interkultureller Kommunikation deutlich gemacht wird (Paternotte et al., 2016). Eine verpflichtende Einführung dieser Schulungen scheint deshalb erforderlich, weil Ärztinnen und Ärzte ihre Fähigkeiten in der Kommunikation oftmals überschätzen, wie Studien zeigen (Paternotte et al., 2016; Lühmann et al., 2016).

Wie Epner und Baile deutlich machen, geht es in der interkulturellen Kommunikation im Arzt-Patienten-Gespräch auch nicht so sehr darum, die kulturellen Unterschiede zu fokussieren, sondern vielmehr um patienten-zentrierte Kommunikation, die jeder Patientin und jedem Patienten mit den Angehörigen als Individuen gerecht wird (vgl. Kapitel 4.2). Dies impliziert freilich auch interkulturelle Kompetenz, welche unter anderem Wissen über kulturelle Unterschiede zum Gegenstand hat, um auf dieser Wissensbasis erfolgreicher kommunizieren zu können (vgl. Kapitel 3.2) und das Gespräch nicht so sehr misslingt wie in Fallbeispiel 1.

Die bestehende Annahme, dass der Mensch mit Demenz, um den es im Arzt-Patienten-Gespräch geht, einbezogen wird, muss nach Analyse der drei exemplarischen Fälle verworfen werden. Weder von ärztlicher Seite noch von Seite der Angehörigen wurde in diesen Beispielen versucht, die betroffene Person ins Gespräch einzubeziehen. Im Fall 1 muss davon ausgegangen werden, dass der Patient tatsächlich nicht mehr verbal kommunizieren konnte, weil er bereits im schweren Stadium der Demenz war. In den beiden anderen Fällen, in denen es um die Mitteilung der Diagnose ging, wäre aber zumindest die Absicht, die Mutter bzw. den Ehemann ins Gespräch einzubeziehen im Sinne der Autonomieförderung des Menschen mit Demenz angemessen gewesen. Die Nicht-Einbeziehung mag einerseits daran liegen, dass das Gespräch für den Menschen mit Demenz tatsächlich schon zu komplex gewesen wäre, um es zu verstehen und sich beteiligen zu können, andererseits kann es auch als einfacher und zeitsparender gesehen werden, wenn nicht auch noch in besonders vereinfachter Sprache der Mensch mit Demenz einbezogen werden soll. Hier wäre es wünschenswert im Sinne des Empowerments zumindest zu versuchen, den Menschen mit

Demenz in das Gespräch einzubeziehen. Auch das ist als ärztliche Aufgabe zu verstehen. Denn dass Angehörige üblicherweise mit der Situation überfordert sind und sich auch von ärztlicher Seite Unterstützung wünschen, ist nicht überraschend. Ärztinnen und Ärzte sollten jedoch im Sinne ihrer Profession auch die Einbeziehung der betroffenen Person im Blick haben. Direkt übersetzt bedeutet Empowerment jemanden zu ermächtigen. In der Medizin wird der Begriff Empowerment im Sinne von Unterstützung und Stärkung von Patientinnen und Patienten verwendet (Klotz, 2018). Angehörige scheinen aber von Ärztinnen und Ärzten als Verlängerung der Patientin oder des Patienten mit Demenz verstanden zu werden und die Stärkung der Patientin oder des Patienten oftmals nicht zu berücksichtigen.

Wie schon erwähnt, gilt es vorsichtig zu analysieren und nicht pauschal die ganze Ärzteschaft in ihrer Kommunikationskompetenz zu verurteilen. Das ist nicht das Anliegen dieser Analyse. Es kann nämlich davon ausgegangen waren, dass z.B. in den vielen publizierten Erfahrungsberichten von Angehörigen, in denen nichts vom Arzt-Patienten-Gespräch im Rahmen der Diagnosemitteilung berichtet wird, die Kommunikation als gut oder neutral wahrgenommen wurde. Hier kann eine Priorität des Negativen angenommen werden: Wenn etwas zufriedenstellend verlaufen ist, ist das Bedürfnis darüber zu sprechen oder in diesem Fall zu schreiben, weniger groß. Das bedeutet im Umkehrschluss, dass Ärztinnen und Ärzte trotz des massiven Zeitdrucks, unter dem sie arbeiten müssen, das Arzt-Patienten-Gespräch häufig auch gut gestalten.

Es scheint dennoch erforderlich, Sensibilität dafür zu schaffen, dass Patientinnen und Patienten für sie emotional belastenden Situationen oftmals anders wahrnehmen als Ärztinnen und Ärzte. Deshalb sei zum Abschluss dieses Kapitels ein Fall erwähnt, in dem der Arzt die Kommunikation für gut und ausreichend hielt, die Patientin jedoch in einem Online-Forum ihrem Unmut über den Arzt Luft machte (Lühmann et al., 2016). Es handelt sich dabei um ein Beispiel, in dem weder Demenz noch Interkulturalität eine Rolle spielen. Die Situation findet in einer Hausarztpraxis statt, die eine 43-jährige Patientin aufsucht, weil sie eine Verdickung an ihrer Oberschenkelinnenseite entdeckt hat, die ihr Sorgen macht. Der Arzt hört sich die Schilderung der Patientin an und stellt nach kurzer Untersuchung rasch fest, dass es sich um ein harmloses Lipom handelt. Er erklärt der Patientin kurz, dass dieses Fettgewebsgeschwulst gutartig ist, sie es aber aus kosmetischen Gründen entfernen lassen kann. Aus Sicht des Arztes ist dieses kurze Gespräch positiv verlaufen, die Patientin wirkt aber trotz der harmlosen Diagnose irritiert. Der Arzt findet etwas später einen Eintrag auf einer Onlineplattform zur Bewertung von Ärztinnen und Ärzten von dieser Patientin:

> „Nettes Praxisteam, aber lange Wartezeit trotz Termin, dann ging alles ruck-zuck, nicht viel gefragt, ein schneller Blick, und draußen war ich. Hatte keine Zeit nachzufragen, was ich habe, scheint nicht gefährlich zu sein, ich sollte zum Schönheitschirurgen gehen, wenn es mich stört. Fühle mich abgeschoben." (Ebd., S. 13f)

Diese aus Sicht der Patientin so misslungene Kommunikation kann der Arzt schwer nachvollziehen und antwortet im Onlineforum: „Wie hätte ich ahnen können, dass noch Fragen bestehen?" (Ebd., S. 14) Mit dieser Rückfrage zeigt er allerdings, dass er die Regeln guter Kommunikation im Arzt-Patienten-Gespräch nicht beherrscht, denn diese implizieren, dass die Ärztin oder Arzt nachfragt, ob die Patientin oder der Patient alles verstanden hat und noch Fragen hat – auch wenn es um ein harmloses Lipom geht. Der Arzt fühlt sich in diesem Beispiel unfair von der Patientin behandelt, denn er sieht täglich viele Patientinnen und Patienten in seiner Hausarztpraxis und versucht allen möglichst gerecht zu werden: „Ich versuche schon bis an meine Grenzen alle Wünsche zufriedenzustellen." (Ebd.)

Die Fallbeispiele 1–3 aus Angehörigensicht und dieses ergänzende, in der auch die Perspektive des Arztes eingebracht wird, zeigen sehr deutlich, wie wichtig Schulungen in guter Kommunikation im Arzt-Patienten-Gespräch sind. Es müssen Schulungen sein, in denen die Ärztinnen und Ärzte die Grundlagen guter Kommunikation verinnerlichen und diese dadurch ohne Nachdenken und besondere Anstrengung in ihren Arbeitsalltag integrieren können.

6. Gelingende interkulturelle Arzt-Patienten-Kommunikation mit Menschen mit Demenz und ihren Angehörigen

Die Kommunikation zwischen Ärztin oder Arzt und Patientin oder Patient ist stets herausfordernd, wie in den vorangegangenen Abschnitten und dem abschließenden Beispiel in Kapitel 5.3 gezeigt werden konnte. Alleine schon das Erklären in einer patientengerechten Sprache von medizinischen Fakten und einen angemessenen Zeitrahmen für Gespräche zu finden, erfordern hohe kommunikative Kompetenz der Ärztin oder des Arztes. Kommen noch weitere schwierige Rahmenbedingungen, wie Interkulturalität und Demenz hinzu, müssen die Rahmenbedingungen für eine gelingende Kommunikation besonders gut gestaltet werden.

Als gelingend kann eine interkulturelle Arzt-Patienten-Kommunikation mit Menschen mit Demenz dann angesehen werden, wenn die Patientin oder der Patient bzw. die Angehörigen diese als solche wahrnehmen. Es wurde deutlich, dass sich das SPIKES-Modell nicht nur für ursprünglich dafür entwickelte onkologische, schwierige Gespräche eignet, sondern in allen herausfordernden Situationen der Arzt-Patienten-Kommunikation eine gute Leitlinie bietet. Werden die im SPIKES-Modell genannten Bedingungen – eine angemessene Umgebung (Setting), die Eruierung des Kenntnisstandes (Perception), die Einladung zum Gespräch, bei welcher die Bereitschaft dazu erfragt wird (Invitation), die Wissensvermittlung (Knowledge), das Erfassen und Benennen der Emotionen (Exploration of Emotions) sowie die Zusammenfassung und das Besprechen des weiteren Vorgehens (Strategy and Summary) – berücksichtigt, ist bereits ein Großteil des Gesprächs gut strukturiert und gibt der Ärztin oder dem Arzt selbst Halt. Wenn dabei ergänzend die fünf Axiome nach Paul Watzlawick – (1) Man kann nicht nicht kommunizieren, (2) Jede Kommunikation hat einen Inhalts- und einen Beziehungsaspekt, (3) Kommunikation ist immer Ursache und Wirkung, (4) Menschliche Kommunikation bedient sich analoger und digitaler Modalitäten, (5) Kommunikation ist symmetrisch oder komplementär – und die personzentrierten Ansätze nach Kitwood und Brooker berücksichtigt werden, kann von einer gelingenden Kommunikation im Arzt-Patienten-Gespräch im interkulturellen Kontext mit Menschen mit Demenz ausgegangen werden. Auch Studien belegen, dass sich genau das Patientinnen und Patienten wünschen: „A friendly smile or something really simple can help to create a good atmosphere between the patient and the doctor." (Paternotte et al., 2017, S. 172)

Das bedeutet im Umkehrschluss, dass das Gefühl, die Ärztin oder der Arzt verhält sich arrogant, hat kein wirkliches Interesse an der Patientin oder dem Patienten und kommuniziert im Sinne Watzlawicks komplementär und nicht symmetrisch, großes Unbehagen bei Patientinnen und Patienten und ihren oder seinen Angehörigen verursacht, wie in den Fallbeispielen deutlich wurde. Gerade in einer vulnerablen Situation, in der man sich als Patientin oder Patient per se befindet, ist der Wunsch groß, sich gut aufgehoben zu fühlen.

Nachdem grundsätzlich davon ausgegangen werden kann, dass Ärztinnen und Ärzte hohe Ideale haben und den ärztlichen Beruf ergreifen, weil sie Menschen helfen wollen, scheinen die Probleme und misslingenden Arzt-Patienten-Gespräche, wie sie in den Fallbeispielen gezeigt wurden, ein zeit-ökonomisches Problem zu sein, was wiederum mit den wirtschaftlichen Rahmenbedingungen im Krankenhaus zusammenhängt. Deshalb ist es erforderlich, dass Ärztinnen und Ärzte bereits in ihrer Ausbildung und auch noch im Laufe ihrer beruflichen Praxis Fortbildungen besuchen, in denen sie hinsichtlich der kommunikativen Kompetenzen geschult werden. Die Modelle guter Kommunikation im Arzt-Patienten-Gespräch müssen internalisiert werden, sodass es in der Umsetzung keiner großen Anstrengung mehr bedarf. Erst wenn nicht jedes Mal wieder darüber nachgedacht werden muss, wie das SPIKES-Modell funktioniert, sondern dieses quasi automatisch im Gespräch umgesetzt wird, ist es für die Ärztin oder den Arzt in der Kommunikation entlastend und wird auch von den Patientinnen und Patienten und ihren Angehörigen als gelingend wahrgenommen werden.

Was aber an dieser Stelle auch nicht unerwähnt bleiben soll, ist die Tatsache, dass Ärztinnen und Ärzte nicht alles selbst schultern müssen. Das gesellschaftliche, sehr prestigeträchtige Bild von Ärztinnen und Ärzten von Göttinnen und Göttern in Weiß scheint nach wie vor nicht obsolet und auch von ärztlicher Seite oftmals angestrebt zu werden – entweder durch Idealismus bis zur Selbstaufgabe oder durch Arroganz, wie dies in den Kasuistiken der Fall aus Sicht der Angehörigen gewesen zu sein scheint. Der in Abschnitt 2.3 angesprochene Aspekt des Nicht-Wissens in medizinisch-fachlicher Hinsicht kann auch auf Kommunikation übertragen werden: Ärztinnen und Ärzte müssen nicht mit allen Situationen zurechtkommen, wenn sie sich überfordert fühlen. Sie dürfen sich selbst und anderen eingestehen, dass sie nicht alles im Umgang mit ihren Patientinnen und Patienten können und dürfen sich Unterstützung von anderen

Professionistinnen und Professionisten holen. So kann bei Menschen in der terminalen Phase sowohl für die primär als auch die sekundär Betroffenen eine Krankenhausseelsorge hinzugezogen werden. Eine Krankenhausseelsorge mit türkischem Hintergrund wäre etwa im Fall 1 hilfreich gewesen. Für als schwierig empfundene Patientinnen und Patienten und auch als schwierig empfundene Angehörige können im Krankenhaus tätige Psychologinnen und Psychologen mit ins Boot geholt werden, wenn es um ein Aufklärungsgespräch oder das Überbringen schlechter Nachrichten geht. Das setzt aber voraus, dass sich Ärztinnen und Ärzte als Teil eines interdisziplinären Teams im Krankenhaus verstehen. Es würde sich lohnen, auch diesen Aspekt in der medizinischen Ausbildung zu verankern.

7. Interviews mit Ärztinnen und Ärzten

An dieser Stelle sollte nun die so selten betrachtete Perspektive von Ärztinnen und Ärzten eingebracht werden. Wie in der Fallanalyse deutlich wurde, werden meist Patientinnen und Patienten befragt, wie sie die Kommunikation im interkulturellen Setting wahrgenommen haben, die Perspektive des medizinischen Personals fehlt häufig. Deshalb wurden für diese Untersuchung acht Interviews mit Ärztinnen und Ärzten verschiedener Bereiche des Krankenhauses der Elisabethinen in Graz zu diesem Thema geführt.[7]

7.1 Methode und Durchführung der Interviews

Die qualitativen Interviews wurden leitfadengestützt von einer Mitarbeiterin der Professur für Health Care Ethics der Karl-Franzens-Universität Graz geführt, um herauszufinden, wie kompetent sich Ärztinnen und Ärzte des Krankenhauses im interkulturellen Setting und insbesondere mit Menschen mit Demenz mit Migrationsbiografie fühlen. Darüber hinaus wurden sie auch gefragt, was sie sich für mehr interkulturelle Kompetenz in ihrem ärztlichen Alltag wünschen würden. (vgl. auch den Interviewleitfaden, Anhang 1)

Die Ärztinnen und Ärzte wurden mit Unterstützung der Geschäftsführung des Krankenhauses der Elisabethinen in Graz rekrutiert. Es handelt sich dabei um Ärztinnen und Ärzte verschiedener Fachrichtungen: Neurologie, Psychiatrie, Innere Medizin, Palliativmedizin und der Chirurgie, davon waren drei Ärztinnen und fünf Ärzte. Alle Interviewpartnerinnen und Interviewpartner wurden mittels Aufklärungsbogen (vgl. Anhang 2) über den Ablauf der Studie informiert und erklärten sich mit ihrer Unterschrift einverstanden, dass Teile des Interviews in anonymisierter Form im vorliegenden Buch zitiert werden. Die Interviews dauerten etwa 30 Minuten.

Der Interviewleitfaden wurde pilotiert, danach wurden die Interviews im Februar und März 2022 face-to-face durchgeführt und transkribiert. Die

7 Das erste Interview galt der Pilotierung des Interviewleitfadens und wurde deshalb nicht in die Untersuchung integriert.

Aussagen der Interviewpartnerinnen und -partner werden im Folgenden in anonymisierter Form (I02, I03, etc.) wiedergegeben.

Die Interviews geben eine wertvolle, aber eingeschränkte Perspektive von ärztlichem Personal eines Krankenhauses. Diese Perspektive darf deshalb nicht als repräsentativ für alle Ärztinnen und Ärzte verstanden werden. Die Anzahl der Interviews wurde auf Basis der theoretischen Sättigung (Truschkat et al., 2005) begrenzt. Dies könnte in einem anderen Krankenhaus, in einem anderen Land, in einer anderen Stadt oder in einem Bezirkskrankenhaus ganz anders sein. Dies gilt es bei den Ergebnissen mitzudenken.

7.2 Ergebnisse der Interviews

Interkulturelle Herausforderungen im Krankenhausalltag

Schmerzbeurteilung auf Basis der Schmerzäußerungen bzw. Umgang mit Leid wird von einigen befragten Ärztinnen und Ärzten (I02, I03, I06, I08) als eine besondere Herausforderung im klinischen Alltag mit Patientinnen und Patienten anderer Kulturen erlebt:

> „Wir versuchen uns auf das einzustellen, dass man die Toleranzschwelle auch anhebt was das Ausleben von Schmerz bedeutet, weil das in den Kulturen, glaube ich sicher auch, oder kulturell unterschiedlich gelebt wird. Und wir ja als Österreicher eher gewohnt sind, dass der Mensch alles in sich hineinfrisst und im Stillen leidet und es oft andere Kulturen gibt, wo das öffentlich gemacht wird, Schmerz, und auch gemeinschaftlich gelebt wird. Deswegen ist das oft für uns eine Herausforderung, die Schmerzbeurteilung, weil wir im ersten Moment vielleicht überrascht sind oder erschrocken sind, den Schmerz dann höher einstufen als er dann wirklich ist, bis wir verstehen, dass der eine halt verbal das anders auslebt." (I02)

Hier wird sehr konkret auf den Punkt gebracht, was in dieser Untersuchung bereits erwähnt wurde (Abschnitt 3.4) und als Thema benannt wurde, das besonderer Aufmerksamkeit bedarf. Eine für westeuropäische Verhältnisse als übertrieben verstandene Schmerzäußerung bedarf umso mehr des Nachfragens von ärztlicher Seite, um die Patientin oder den Patienten zielführend behandeln zu können.

Ein Arzt thematisierte, dass Patientinnen und Patienten aus dem ehemaligen Jugoslawien kriegstraumatisiert sind und diese

> „quasi ihr Trauma in Beschwerden körperlicher Art und nicht so sehr in depressiven typischen Symptomen ausdrücken. Da ist es auch ganz wichtig, dies als Teil der Traumatisierung zu verstehen und wenn man das nicht

> tut, konzentriert man sich zum Beispiel nur auf die Schmerzen und auf die Behandlung der Schmerzen und wird dem aber nicht gerecht was eigentlich die Ursache ist. Das heißt, das ist ein Stück weit dann ein Sprachrohr was in Körperlichkeit auszudrücken, was ja eigentlich von woanders kommt.“ (I08)

Dolmetsch ist ein weiteres Thema, das immer wieder in den Gesprächen aufgegriffen wird und als bedeutende Funktion im Krankenhausalltag mit Menschen mit Migrationsbiografie gesehen wird:

> „[...] was bei uns im täglichen Tun schon Thema ist, ist dieses Dolmetsch-Thema. Wo es ja unterschiedliche Tools gibt, es geht zum Teil über ein Handy, das man hinhält und die 3. Person übersetzt. Aber ich sage, das ist auch nicht immer aus-. Es sind sicher Aufklärungsdefizite in Wirklichkeit da, obwohl wir theoretisch die Möglichkeit haben, aber es ist immer extrem aufwändig immer einen Dolmetsch dazu zu holen. Und sich auch darauf zu verlassen, dass die Angehörigen oder die Kinder dann wirklich alles übersetzen, weil da wissen wir kommt die Kulturfrage, erzähle ich meiner Mutter jetzt von der Krankheit in dieser Kultur oder ist das dort ein No-Go, in Wirklichkeit sind wir da sicher oft im Blindflug oder im Halbblindflug unterwegs. Die Möglichkeit des Kommunizierens, des nicht-subjektiven Kommunizierens mit Familienangehörigen wäre sicher ein wichtiges Thema, was von der Schwelle her noch leichter sein sollte in unserem täglichen-.“ (I03)

Auch in dieser Passage werden wichtige Themen angesprochen, die bereits in diesem Buch erläutert wurden: Das Ad hoc-Dolmetschen von Angehörigen gehört zur Praxis im Krankenhausalltag, vor allem aus zeitökonomischen Gründen, wie in diesem Interviewausschnitt deutlich wird. Dass das problematisch ist und es Kulturen gibt, in denen Angehörige absichtlich nicht alles übersetzen, ist der interviewten Person bewusst. Es wird allerdings nicht angesprochen, dass es zum Schutz der Kinder oder anderer Angehöriger wichtig wäre, diese nicht übersetzen zu lassen, da es sie zu sehr belasten könnte (vgl. Merse 2020 und Kapitel 3.4.1 in diesem Buch). Hier scheint das Bewusstsein für die Vulnerabilität der Kinder in solchen Situationen gestärkt werden zu müssen.

Es wurde betont, dass es sehr geschätzt wird, dass im Krankenhaus der Elisabethinen ein professioneller Dolmetschdienst angefordert werden kann (I05), nicht zuletzt deshalb, weil die dolmetschende Person auch die Tür zur anderen Kultur öffnet:

> „[...] dankbar, dass ich vom Dolmetsch immer wieder auch Rückmeldung bekomme mit, ‚Das kann ich jetzt so und so nicht 1:1 übersetzen, weil...‘ und damit einen Einblick in die Kultur, in den Hintergrund mir gibt, wo ich viel lernen kann. Wo eben gerade über Krankheiten so in dieser Kultur nicht gesprochen wird! Deshalb finde ich es eine wunderbare Ressource, dass wir durch professionellen Dolmetsch, der die Kultur meistens auch gut kennt,

> in das Lernen kommen. Ein anderer Punkt den ich mir wünschen würde, noch mehr einschlägige Fortbildungsangebote für im Krankenhaus tätiges Personal.“ (I05)

> „Da haben wir einen Dolmetscher schon gehabt, der hat diese ganzen Balkansprachen perfekt in ihren Differenzierungen und Nuancierungen gewusst. Der hat uns immer, wenn er gedolmetscht hat auch ganz viel zum kulturellen Hintergrund erzählt und erklären können, das war immer eine Bereicherung. Also das zu nutzen, diese Dolmetsch-Angebote ist natürlich super, aus meiner Sicht. Wir haben ja jetzt hauptsächlich auch diese Telefon-Dolmetsch-Geschichten, aber das ist halt nur die halbe Miete. Weil wenn ich einen Dolmetsch dasitzen habe und mit diesem reden kann und der redet vorher ein bisschen mit den Patienten und danach auch und der kann mir dann auch ein bisschen was über den kulturellen Hintergrund auch noch sagen, ist für mich natürlich viel mehr an Input drinnen“ (I06)

Wie in den oberen Abschnitten bereits deutlich wurde, wird der Dolmetsch-Dienst als eine ganz grundlegende Service-Leistung im Krankenhaus angesehen, da die dolmetschende Person auch als Vermittler zwischen den Kulturen, als cultural broker, verstanden wird.

Interkulturelle Kompetenz

Interkulturelle Kompetenz wird von allen Befragten als etwas Wesentliches für ihren klinischen Alltag eingeschätzt: „[…] brauchen wir in unserem Alltag sicher, mittlerweile würde ich sagen zu 40–60 %“ (I02). Empathie, Toleranz, Aufmerksamkeit (I02) und das Bemühen, einander zu verstehen, wurden mehrmals als Merkmale interkultureller Kompetenz genannt (I02, I03). Darüber hinaus wurden auch Vorurteilsfreiheit (I04) sowie Respekt, würdevolle Behandlung (I05) und Offenheit (I08) betont. Ebenso wurde von einem Interviewpartner die Relativierung der eigenen Perspektive als zentraler Aspekt interkultureller Kompetenz betont: „die Kompetenz ist auch, nicht alles nur so zu sehen, wie wir die Dinge sehen, sondern zu versuchen mit einer anderen Brille zu sehen woher die Leute kommen und sich darauf auch ein Stück weit einzustellen.“ (I08) Hier wird der in dieser Untersuchung so wichtige Perspektivwechsel angesprochen.

Als Frau, so eine Ärztin, würde es besonderer Sensibilität im Hinblick auf die kulturellen Machtverhältnisse und -strukturen anderer Kulturen bedürfen:

> „Oder wenn man jetzt Männer aus patriarchalen Strukturen als Patienten hat und als weibliche Ärztin betreut, ich glaube, man muss das einfach immer ein bisschen am Schirm haben, dass das eine Rolle spielen kann und im Zweifelsfall einfach nachfragen.“ (I06)

In einem Interview wird auch die Interdisziplinarität bei der Bewältigung der interkulturellen Herausforderungen als besonders wesentlich hervorgehoben:

> „Dass man für sie Termine ausmacht, weil sie tun sich oft sprachlich wirklich sehr schwer. Dass man auch in sozialer Hinsicht vielleicht Unterstützungsangebote stellt, mit unserer Sozialarbeit zum Beispiel. Dass man ihnen Drehscheiben organisiert." (I07)

In Kapitel 6 wurde konstatiert, dass Ärztinnen und Ärzte nicht alles alleine schultern müssen. Diese Tatsache und das Verständnis von interdisziplinärer Zusammenarbeit zur besseren Unterstützung der Betroffenen wird hier betont.

Diese Aussagen zeigen bereits, wie sensibel die befragten Ärztinnen und Ärzte im Hinblick auf interkulturelle Kompetenz sind. Jene Kompetenzen, die auch Schreiner konstatiert, sind in den Aussagen der Interviews zu finden. Freilich, die befragten Ärztinnen und Ärzte sind jene, die sich zu einem Interview bereit erklärten, weil sie vermutlich das Thema mehr interessiert als andere und sie sich damit auseinandersetzen. Jenes ärztliche Personal, das möglicherweise nicht dieses Bewusstsein für die Bedeutung interkultureller Kompetenz im Krankenhaus hat, wird für Studien dieser Art sicher schwerer zu gewinnen sein. Diese methodische Grenze gilt es zu berücksichtigen.

Auch Grenzen des interkulturellen Dialogs waren ein Thema in den Gesprächen:

> „Das heißt, wir können uns auch nicht ewig mit interkulturellen Diskussionen-. Sondern wir müssen versuchen den Patienten dorthin zu holen, wovon wir glauben, dass das für ihn das Richtige ist und auch ihm anbieten und auf ihn zukommen lassen." (I03)

Während diese Aussage an die *Doctor knows best*-Theorie erinnert, in der auch eine Überredung oder Überzeugung der Patientin oder des Patienten zu ihrem oder seinem Besten als legitim aufgefasst wird, werden in einem anderen Interview eher die eigenen Grenzen des Machbaren und die Grenzen des eigenen Einflusses reflektiert:

> „Wie dann im Weiteren umgegangen wird, muss man akzeptieren. Wir haben ein gewisses Angebot an dem was man dem Patienten, dem Menschen in Österreich anbieten kann an Unterstützung, aber wie dann innerhalb der Familie und des Kulturkreises mit der Situation umgegangen wird, da ist dann wieder eine gewisse Grenze, die wir nicht überschreiten können." (I04)

Diese Überlegungen zu den Grenzen – sowohl Grenzen des interkulturellen Dialogs im Krankenhaus als auch Grenzen des eigenen Einflusses –

sind deshalb besonders interessant, weil diese in den theoretischen Konzepten kaum Beachtung finden, aber durchaus praktische Relevanz im Krankenhausalltag haben, wie diese Interviewpassagen zeigen.

Im Hinblick auf Demenz wird die Bedeutung der interkulturellen Kompetenz unterschiedlich eingeschätzt. So meint eine Ärztin, dass aufgrund der Demenz die Sprache an Bedeutung in der Kommunikation verliert und das nicht nur aufgrund der Migrationsbiografie:

> „Ob da das Interkulturelle gerade bei diesem Krankheitsbild so massiv ist oder der Unterschied so massiv ist, das stell ich in Frage. Denn es fällt meistens die verbale Kommunikation irgendwann dann weg und es ist ja auch wenn ein Österreicher dement wird, seine Kommunikation massivst eingeschränkt. Es ist, also von der sprachlichen Kommunikation wird es gar nicht so viel Unterschiede machen." (I02)

Sie vertritt die Ansicht, dass es Riten und Symbole sind, die an Bedeutung im Umgang mit Menschen mit Demenz aus anderen Kulturen gewinnen.

Alle anderen Befragten haben gerade die Herausforderung der unterschiedlichen Sprachen im Blick (I03, I04, I05, I06, I07, I08). So wurden z.B. folgende Antworten auf die Frage der Bedeutung der interkulturellen Kompetenz bei Menschen mit Demenz mit Migrationsbiografie gegeben:

> „Ich glaube, dass das ein ganz schwieriges Thema ist. Weil für uns die Demenz ja oft- Interkulturell ist ja oft mit Sprachbarrieren verbunden, dass ich gerade Diagnosen wie eine Demenz oder psychische Auffälligkeiten sehr schwer nur oder viel schwerer überhaupt diagnostizieren kann. Ahm, ja, also ich glaube, das macht die Situation sicher schwieriger." (I03)

> „Der Umgang mit an Demenz erkrankten Menschen ist schon in der eigenen Sprache unheimlich schwierig, weil wie kannst du das Vertrauen von denen gewinnen und sie gut auffangen. Umso schwieriger, wenn du eine andere Kultur hast, sprich die Feinheiten der Sprache nicht kennst, die auch ein professioneller Dolmetsch so nicht 1:1 übernehmen kann." (I05)

> „Ja da wird es um ein Vielfaches höher, ja. Weil da kommt nicht nur der Patient selbst, der betroffen ist, sondern da geht es ja auch um die Angehörigen. Und in vielen Kulturen ist Demenz halt noch ein Tabu-Thema oder da wird nicht so leicht oder so gerne darüber gesprochen, da ist das manchmal auch sehr schambehaftet. Und gerade da ist es sehr sehr wichtig, dass man da die Kompetenz aufbaut." (I07)

Diese unterschiedliche Einschätzung zwischen I02 und den anderen Befragten kann daran liegen, dass die Mehrheit der Ärztinnen und Ärzte vor allem an frühere Stadien der Demenz denkt. Die oben zitierte Ärztin denkt offenbar an spätere Stadien – sie spricht auch vom „Ende des Lebens“ (I02) –, in denen die Kommunikation mit Menschen mit Demenz auch in derselben Muttersprache verbal nur noch schwer oder kaum möglich ist.

Das Einbeziehen der Angehörigen von Menschen mit Demenz mit Migrationshintergrund hat für manche aufgrund des unterschiedlichen kulturellen Kontextes eine besonders große Bedeutung:

> „Ich glaube, umso wichtiger ist bei Patienten mit Demenz, dass man dann eher Umfeld miteinbezieht und ihnen möglichst bietet, dass Vertraute und Menschen in ihrer Umgebung sind, die sozusagen darauf eingehen können und wissen was ihre bekannten Bedürfnisse und Umgebungsdinge sind. Ich glaube, wenn man so jemanden in einer Demenz und in einer akuten Situation vielleicht ganz aus seiner Umgebung herausreißt, ist es dann ja noch viel schwieriger und der geht dann wahrscheinlich eher in Richtung eines Delirs oder sonst was und exazerbiert ganz in seiner Situation. Ich würde sagen, möglichst einbinden von dem ihn oder ihr bekannten Menschenstrukturen, was auch immer.“ (I03)

Die in früheren Abschnitten dieser Untersuchung erwähnte Verlängerung der Patientin oder des Patienten durch die Angehörigen wird immer wieder (I06, I07), auch in der folgenden Passage, hervorgehoben:

> „Dass man viel fragt. (lacht) Vor allem in dem Fall natürlich auch die Angehörigen, weil die Patienten selber können es dann ja oft nicht mehr sagen. Aber, dass man viel fragt und gut zuhört.“ (I06)

Von zwei der Befragten wird aber auch reflektiert, dass Demenz auch ein Tabu-Thema sein kann und gerade deshalb nicht darüber gesprochen wird (I07, I08):

> „das ist ja bei Menschen, die unserer Kultur angehören ist das schon total schwierig das zu vermitteln und da dann einen Umgang zu finden und eine Aufklärung zu machen und dass das früh genug passiert und dass es nicht tabuisiert wird und das ist in manchen Kulturen noch einmal schwieriger.“ (I08)

Die eigene interkulturelle Kompetenz wird grundsätzlich aufgrund der ärztlichen Erfahrung positiv (I02, I03, I04, I06, I07), aber „ausbaufähig“ (I02, I05) eingeschätzt, Fortbildungsangebote sind aufgrund selbst festgestellter Wissenslücken erwünscht:

> „[…] es wäre toll, wenn wir mehr Einblick bekommen würden wie das Sterben oder das Begleiten während einer Krankheit in anderen Ländern erfolgt. Diesen Einblick gibt es eigentlich derzeit nicht, muss ich ganz ehrlich sagen.“ (I02)

Insbesondere auch im Umgang mit Menschen mit Demenz aus anderen Kulturen wird von den meisten zugestanden, dass es nach Selbsteinschätzung an Wissen fehlt (I02, I04, I05, I06). Diese Aussagen belegen, dass sich die befragten Ärztinnen und Ärzte dessen bewusst sind, dass es bei interkultureller Kompetenz zwar um Wissen geht, aber um mehr als das, wie auch in der Theorie nach Schirilla (Wissen – Haltung – Handeln) gezeigt wurde. Die Interviewpartnerinnen und -partner üben sich in ihrem beruflichen Alltag in einer offenen, unvoreingenommenen Haltung gegenüber den Patientinnen und Patienten mit Migrationsbiografie, merken aber, dass das Wissen, das sie noch besser in ihrem Handeln werden ließe, zum Teil fehlt.

In einem Gespräch wurde das Nachfragen als individuelle Stärke betont, das auch der interkulturellen Kompetenz zuzuordnen wäre. Gleichzeitig wird aber auch mangelndes Wissen konstatiert:

> „Also ich glaube schon, das was ich mitbringe ist die Offenheit, dass das ein Thema ist und dass man es berücksichtigen muss und dann eben den Wunsch dann mehr über den Einzelfall zu erfragen. Ich würde mir aber jetzt nicht anmaßen irgendwas zu wissen, weil dafür habe ich mich zu wenig beschäftigt damit." (I06)

Zeit als Faktor

Die befragten Ärztinnen und Ärzte gaben auch immer wieder an, dass der in dieser Arbeit schon thematisierte Faktor Zeit eine große Herausforderung im klinischen Alltag darstellt (I02, I03). In der Reflexion geben manche zu bedenken, dass nicht zuletzt die mangelnden zeitlichen Ressourcen das Eingehen auf kulturelle Besonderheiten der Patientinnen und Patienten zu kurz kommen lässt:

> „Mehr Zeit, das ist immer das Thema (lacht). Mehr Zeit, um auf die Dinge eingehen zu können. Das was bei uns dazukommt, wir sind oft in Situationen, wo wir weitermüssen und das muss erledigt werden und das muss erledigt werden. Da bleiben natürlich die Personen, die dann kulturelle Themen auch oder interkulturelle Themen haben noch mehr auf der Strecke als andere. Also ich glaube Zeit wäre extrem wichtig. Und Verständnis, ja, sage ich, ist da, aber da kommt auch wieder, ich glaube, Verständnis ist nicht das Thema, dass das fehlt, sondern es ist eher wirklich es in den Arbeitsalltag integrieren zu können. Ich glaube Zeit ist das Wichtigste." (I03)

Wunsch nach Fortbildung

Alle Interviewpartnerinnen und Interviewpartner gaben an, dass sie sich Fortbildungen im Bereich der interkulturellen Kompetenz wünschen. Auf die Frage, was speziell im Umgang mit Menschen mit Demenz im interkulturellen Setting wünschenswert wäre, um interkulturelle Kompetenz zu erlangen oder zu verbessern gab es einige sehr konkrete Vorstellungen:

> „Da fällt mir sofort was ein. Wenn man sagt als Vortrag oder als Thema ‚Umgang mit Demenz in anderen Kulturkreisen' wäre das schon mal was, was sehr hilfreich wäre. Da wahrscheinlich im speziellen die Kulturkreise, die durch die Globalisierung kommen schon viele Menschen zu uns, aber wir haben dennoch gewisse Regionen wo die Leute zu uns kommen außerhalb von Mitteleuropa. Da könnte man im Prinzip schon auch auf die Regionen Rücksicht nehmen." (I04)

Die im oberen Teil schon angesprochene Diversität im klinischen Team wurde auch als hilfreich angesprochen.

> „Man bräuchte eigentlich in Wirklichkeit geschulte Psychologen und Psychiater, die auch die andere Kultur verstehen und kennen und da wird es wahrscheinlich sehr dünn, sage ich ganz ehrlich." (I03)

Das zeigt, wie bedeutend Menschen mit Migrationsbiografie in pflegerischen und ärztlichen Berufen sind.

> „Wenn man jetzt eine Station hätte, ich weiß nicht, wie sich das bei uns entwickeln wird, wo man sieht, wir haben pro Halbjahr so und so viele Patienten mit genau diesem kulturellen Hintergrund, dass man da mal versucht, speziell Unterstützung zu bekommen. Oder jemanden mal mitlaufen zu haben, im Stationsalltag. Dann kann der mal mitschauen und uns sagen, was für den eigentlich ein No-Go ist und wir wissen es aber einfach nicht." (I06)

Darüber hinaus wird allein schon die Zusammenarbeit mit Menschen aus anderen Kulturen im Krankenhaus als fruchtbar für besseres Verständnis füreinander antizipiert, „das ist bei uns aber zahlenmäßig nicht so riesig." (I08)

Die Überlegung, sich von einer Mitarbeiterin oder einem Mitarbeiter mit Migrationsbiografie bei den Visiten begleiten zu lassen, kann analog zu einer Ethikvisite verstanden werden, wie sie in machen Krankenhäusern eingeführt wurde (Richter, 2016). Wenn eine Ärztin oder ein Arzt mit einem häufig gefragten kulturellen Hintergrund bei den Visiten im Krankenhaus das Personal begleitet, kann das entlastend sein, weil es sich unterstützt fühlt. Zudem wird dies für Patientinnen und Patienten mit Migrationsbiografie vertrauensbildend sein, da – wie schon in früheren Abschnitten erwähnt – die gemeinsame Sprache gerade in vulnerablen Situationen helfen kann.

Zusätzlich werden für ein Krankenhaus, das für andere Kulturen angemessen sein soll, interkulturelle Begleitungen für Menschen mit Demenz als sinnvoll erachtet, damit diese eine Form der Orientierung erhalten. Es sollten Personen sein, die

> „tagsüber Patienten begleiten könnten und vielleicht ist das auch was Muttersprachliches, um quasi die Reorientierung zu ermöglichen und vielleicht sogar in einer Muttersprache diese Patienten dann so unterstützen, dass sie schneller aus ihrer Verwirrtheit herauskommen könnten und sich auch sicherer fühlen.“ (I08)

Die Analyse der Interviews zeigt im Anschluss an den theoretischen Teil der vorliegenden Untersuchung sehr deutlich, dass die befragten Ärztinnen und Ärzte des Krankenhauses der Elisabethinen in Graz bereits eine grundlegende interkulturelle Kompetenz in ihren Berufsalltag integriert haben. Sie sehen und benennen aber gleichzeitig auch die Herausforderungen und wünschen sich deshalb Fortbildungsmöglichkeiten zum Thema.

8. Schlussüberlegungen und Ausblick

Die leitende Forschungsfrage dieser Arbeit war: Wie kann interkulturelle Kommunikation mit Menschen mit Demenz und ihren Angehörigen im Arzt-Patienten-Gespräch gelingen?

Als Antwort darauf kann abschließend konstatiert werden, dass es aufgrund der ökonomischen Bedingungen, denen auch Krankenhäusern ausgesetzt sind und die nicht mehr rückgängig zu machen sind, immer wichtiger werden wird, weiche Faktoren zu berücksichtigen und beim klinischen Personal zu stärken, damit den Bedürfnissen der Patientinnen und Patienten Rechnung getragen werden kann. Das SPIKES-Modell in Verbindung mit Grundlagen der Kommunikationspsychologie nach Watzlawick ist das Fundament eines gelingenden Arzt-Patienten-Gesprächs, umso mehr, wenn es sich dabei um Menschen mit einem anderen kulturellen Hintergrund und einer Demenz handelt.

Im Rahmen der geführten Interviews, die exemplarisch Einblick in die Einschätzung der eigenen interkulturellen Kompetenz von Ärztinnen und Ärzten gaben, wurde auch deutlich, was sich ärztliches Personal wünschen würde. Neben der vorhandenen individuellen Offenheit, der Unvoreingenommenheit und dem Nachfragen, wünschen sich die befragten Ärztinnen und Ärzte Fortbildungen, um mehr Wissen über andere Kulturen zu erlangen, das im Krankenhaus relevant ist. Sie wünschen sich auch multikulturelle klinische Teams, in denen sie bei Unsicherheiten im interkulturellen Dialog mit Patientinnen und Patienten nachfragen können.

Wie jede Untersuchung hat auch die hier vorliegende ihre Stärken und Grenzen. Als Stärke kann attestiert werden, dass hier wichtige Bereiche der Arzt-Patienten-Kommunikation in den Blick genommen wurden, die bisher in der Forschung getrennt voneinander betrachtet wurden und denen in Verbindung miteinander kaum Beachtung geschenkt wurde. Die Literaturanalyse wurde mit drei konkreten Fallbeispielen ergänzt, an denen – insbesondere in der vergleichenden Fallanalyse – die größten Herausforderungen im Arzt-Patienten-Gespräch gezeigt wurden. Um eine weitere Perspektive einzubringen, wurden Ärztinnen und Ärzte zu ihren Ansichten und Standpunkten zum Thema interviewt. Die Interviews sind von besonderem Wert für weitere Forschung, weil es dadurch möglich wird, zu wissen und zu verstehen, wie sich Ärztinnen und Ärzte selbst einschätzen und was ihnen in ihrem klinischen Alltag wichtig ist. Sehr augenscheinlich ist geworden, dass Kommunikation eine Schlüsselkompetenz in der Medizin ist, die gleich nach dem fachspezifischen, medizinischen Wissen der Dreh- und Angelpunkt für eine gute Behandlung ist. Sowohl die Fallanalyse aus Sicht der Angehörigen als auch die Interviews aus Sicht der Ärztinnen und Ärzte haben dies deutlich gezeigt.

Nun geht es darum, die Ergebnisse der hier angestellten Überlegungen und Schulungspostulate zur interkulturellen Kompetenz von Medizinerinnen und Medizinern in Krankenhäusern mittels Workshops umzusetzen. Nach den Schulungen muss evaluiert werden, ob diese, deren Konzepte auf dieser Untersuchung basieren sollten, tatsächlich etwas in der interkulturellen Kompetenz im Arzt-Patienten-Gespräch mit Menschen mit Demenz und ihren Angehörigen bewirkt haben. Das bedeutet, nach den Workshops und einiger Zeit Tätigkeit im Krankenhaus, in der die neuen Erkenntnisse angewandt werden können, müssen sowohl wieder Ärztinnen und Ärzte als auch Patientinnen und Patienten bzw. ihre Angehörigen befragt werden. Dies zeigt, dass noch weitere Forschung in diesem in Zukunft immer wichtiger werdenden Bereich erforderlich ist.

Ein wichtiger Forschungsbereich ist besonders herausfordernd, was ein Grund dafür sein könnte, dass aktuell noch wenig Forschung vorliegt: Es ist für weitere wichtige Erkenntnisse für das Arzt-Patienten-Gespräch mit Menschen mit Demenz und ihren Angehörigen unabdingbar, eine Interviewstudie mit Betroffenen – Menschen mit Demenz mit Migrationsbiografie und ihren Angehörigen – durchzuführen. Diese Zielgruppe gilt als besonders schwer zu erreichen und zu rekrutieren. Es muss eine angemessene Anzahl an Interviewpartnerinnen und -partnern gewonnen werden, um eine theoretische Sättigung (Truschkat et al., 2005) zu erreichen, sodass aussagekräftige Ergebnisse erzielt werden können.

Dass diese Zielgruppe bei der Rekrutierung eine besondere Herausforderung darstellt und deshalb besonders viel Zeit investiert werden muss, liegt an den mindestens zwei intersektional verschränkten Diskriminierungsachsen: der Migrationsbiografie und der als stigmatisierend wahrgenommenen Demenz-Erkrankung. Bei pflegenden Frauen aus patriarchalen Gesellschaften kommt noch Scham hinzu, eigentlich nicht über die Erkrankung des Mannes sprechen zu dürfen. Auch Tezcan-Güntekin und Özer-Erdogdu (2021) konstatieren die besondere Herausforderung der qualitativen Forschung mit Menschen mit Migrationsbiografie. Diese Menschen können Tezcan-Güntekin und Özer-Erdogdu zufolge eine Hürde zur Teilnahme empfinden, weil sie in ihrer Vergangenheit Diskriminierung erlebt haben, Angst vor Folgen bei Teilnahme haben, die Freiwilligkeit der Teilnahme und den Zweck der Studie möglicherweise nicht richtig verstehen können und ihnen Kommunikationsbarrieren im Wege stehen (Ebd.). Es ist deshalb erforderlich, sich bereits bei der Rekrutierung dieser Zielgruppe einen angemessenen, sensiblen Zugang als Forschende zu überlegen. Dazu könnte ein interkulturelles Team von Forschenden zählen, durch das aufgrund der Sprache zumindest in dieser Hinsicht leichter Zugang und Vertrauen geschaffen wird.

Bei der Rekrutierung von Interviewpartnerinnen und -partnern im Krankenhaus ist darüber hinaus zu berücksichtigen, dass diese meist über medizinisches und pflegerisches Personal erreicht werden können. Krankenhauspersonal weiß, wer sich in einer Situation befindet, die für die Studie aufschlussreich sein könnte. Aber auch hier ist mit Hürden zu rechnen, weil wegen begrenzter Zeitressourcen des klinischen Personals die Herstellung von Kontakten „langwierig und mit wiederholter Kontaktaufnahme verbunden sein“ (Owusu-Boakye/Banse, 2017, S. 133) kann. Selbst wenn Angehörige erreicht werden können, bleibt immer noch die Herausforderung direkt mit den Menschen mit Demenz mit Migrationshintergrund ein Interview zu führen, da das Verstehen der Fragen und das Geben der Antworten in doppelter Hinsicht problematisch sein kann: aufgrund der Sprache und aufgrund der Demenzerkrankung. Darüber hinaus sehen Owusu-Boakye und Banse ein Problem darin, dass schon eine Vorselektion über das klinische Personal bei der Empfehlung von Studienteilnehmerinnen und -teilnehmern stattfinden könnte, weil sie möglicherweise dazu tendieren, eher zugängliche und unkomplizierte Patientinnen und Patienten vorzuschlagen (Ebd.).

Es zeigt sich also deutlich, dass eine gewissenhaft durchgeführte Interviewstudie, die vertrauensvollen Zugang zu Menschen mit Demenz und ihren Angehörigen mit Migrationsbiografie implizieren muss, von einem interkulturellen Team von Forschenden über einen längeren Zeitraum hinweg durchgeführt werden muss, weil allein schon die Rekrutierung der Teilnehmenden viel Zeit, Geduld, sprachliche Kenntnisse und Sensibilität braucht. Unbestritten ist, dass eine Studie dieser Art, in der eine theoretische Sättigung für aussagekräftige Ergebnisse erreicht wird, eine große Forschungslücke schließen würde. Die ausgewählten Fallbeispiele in der bisherigen Literatur, die hier analysiert wurden, zeigen eine Tendenz, nämlich die Unzufriedenheit mit dem Arzt-Patienten-Gespräch bei Demenz im interkulturellen Setting. Um diese Unzufriedenheit empirisch fundiert verifizieren oder falsifizieren zu können, müssen ganz konkret Menschen mit Demenz mit Migrationsbiografie und ihre (pflegenden) Angehörigen über ihre Erfahrungen im Arzt-Patienten-Gespräch im Krankenhaus befragt werden. Auf Basis der ausgewerteten Interviews können dann die erforderlichen Schulungsmaßnahmen für klinisches Personal sehr genau darauf abgestimmt werden. Zunächst muss aber in einem ersten Schritt das in dieser Untersuchung generierte Wissen dienen, um eine Verbesserung in der Arzt-Patienten-Kommunikation mit Menschen mit Demenz mit Migrationshintergrund und ihren Angehörigen in die Wege zu leiten.

Literatur

Alkatout, Ibrahim/Strack, Micha/Maass, Nicolai/Boos, Margarete/Hopf, Norbert (2020): Ethische Entscheidungen in zunehmend ökonomisierten Krankenhäusern. Eine Untersuchung zum ethischen Misstrauen in Verweildauerentscheidungen bei Studierenden und ÄrztInnen unterschiedlicher Positionen. In: Wiener Medizinische Wochenschrift 170, S. 367–375.

Alzheimer's Association (2012): Alzheimer's from the frontlines: challenges a national alzheimer's plan must address. Washington. https://eldercareworkforce.org/alzheimers-from-the-frontlines-challenges-a-national-alzheimers-plan-must-address/ (Zugriff am 09.02.2022)

Alzheimer's Disease International (2020): World Alzheimer Report 2020. Design, Dignity, Dementia: Dementia-related design and the built environment. London. https://www.alzint.org/u/WorldAlzheimerReport2020Vol1.pdf (Zugriff am 23.12.2021)

Alzheimer's Disease International (2018): World Alzheimer Report 2018. The state of the art of dementia research: New frontiers, London. https://www.alzint.org/u/WorldAlzheimerReport2018.pdf (Zugriff am 23.12.2021)

Bachmann, Martin F./Jennings, Gary T./Vogel, Monique (2018): A vaccine against Alzheimer's disease: anything left but faith? Expert Opinion on Biological Therapy 19 (1): S. 73–78.

Bahadir, Sebnem (2007): Verknüpfungen und Verschiebungen. Dolmetscherin, Dolmetschforscherin, Dolmetschausbilderin. Berlin: Frank & Timme.

Baile, Walter F./Buckman, Robert/Lenzi, Renato/Glober, Gary/Beale, Estela A./Kudelka, Andrzej P. (2000): SPIKES – A Six-Step Protocol for Delivering Bad News: Application to the Patient with Cancer. In: Oncologist 5, S. 302–311.

Barmeyer, Christoph (2018): Konstruktives Interkulturelles Management. Göttingen: Vandenhoeck & Ruprecht.

Basting, Anne D. (2012): Das Vergessen vergessen. Besser leben mit Demenz. Bern: Huber.

Berg, Rigmor C./Denison, Eva/Fretheim, Atle (2010): Psychological, Social and Sexual Consequences of Female Genital Mutilation/Cutting (FGM/C): A Systematic Review of Quantitative Studies. Report from Norwegian Knowledge Centre for the Health Services (NOKC) 13. Oslo.

Bischoff, Alexander/Steinauer, Regine/Kurth, Elisabeth (2006): Dolmetschen im Spital: Mitarbeitende mit Sprachkompetenzen erfassesn, schulen und gezielt einsetzen. Forschungsbericht zuhanden des MFH-Netzwerks Schweiz. Basel.

Bischoff, Alexander/Loutan, Louis (2000): Mit anderen Worten. Dolmetschen in Behandlung, Beratung und Pflege. Bern/Genf: https://www.hug.ch/sites/interhug/files/structures/medecine_tropicale_et_humanitaire/mots_ouverts_deutsch.pdf (Zugegriffen am 23.12.2021)

Brooker, Dawn (2007): Person-zentriert pflegen. Das VIPS-Modell zur Pflege und Betreuung von Menschen mit Demenz. Bern: Hogrefe.

Bruchhausen, Walter (2017): Kulturelle Differenz und Diversität im Krankenhaus, Ethik zwischen Anpassung und Beharren, in: Jahrbuch Ethik in der Klinik 10. Würzburg: Königshausen & Neumann, S. 25–40.

Coors, Michael/Jox, Ralf J./in der Schmitten, Jürgen (2015): Advance Care Planning. Von der Patientenverfügung zur gesundheitlichen Vorausplanung. Stuttgart: Kohlhammer.

Douschan, Liselotte (2015): Kopftuch und High Heels. Lebensbilder türkischer Frauen. Salzburg: Edition Tandem.

Dressler, Dominique (2009): Interkulturelle Kommunikation in der stationären Rehabilitation nach Unfällen. Göttingen: Cuvillier.

Eagleton, Terry (2015): Wider die Kultur. In: I. Schneider/M. Sexl (Hg.): Das Unbehagen an der Kultur. Hamburg: Argument Verlag, S. 61–66.

Emanuel, Ezekiel J./Wendler, David D./Grady, Christine C. (2008): An Ethical Framework for Biomedical Research. In: E. Emanuel et al. (Hg.), The Oxford Textbook of Clinical Research Ethics. Oxford: Oxford University Press, S. 123–135.

Epner, Daniel E./Baile, Walter F. (2012): Patient-centered care: the key to cultural competence. In: Annals of Oncology 23, ii33-ii42.

Frewer, Andreas/Reis, Andreas/Bergemann, Lutz (Hrsg.) (2014): Gute oder vergütete Behandlung? Ethische Fragen der Gesundheitsökonomie. Jahrbuch Ethik in der Klinik 7. Würzburg: Königshausen & Neumann.

Golsabahi-Broclawski, Solmaz/Broclawski, Artur/Drekovic, Alma (2020): Krankheitsverständnis und kultursensible Kommunikation. In: A. Gillessen/S. Golsabahi-Broclawski/A. Biakowski/A. Broclawski (Hg.): Interkulturelle Kommunikation in der Medizin. Berlin: Springer, S. 135–145.

Gräßel, Elmar/Behrndt, Elisa-Marie (2016): Belastungen und Entlastungsangebote für pflegende Angehörige. In: K. Jacobs/A. Kuhlmey/S. Greß/J. Klauber/A. Schwinger (Hg.): Pflege-Report 2016. Stuttgart: Schattauer, S. 168–187.

Gräßel, Elmar/Niefanger, Dirk (2012): Angehörige erzählen. Vom Umgang mit Demenz: Einige sozialmedizinische narratologische Beobachtungen. In: R. Freiburg/D. Kretzschmar (Hg.): Alter(n) in Literatur und Kultur der Gegenwart. Würzburg: Königshausen & Neumann, S. 99–116.

Gronemeyer, Reimer (2013): Das 4. Lebensalter. Demenz ist keine Krankheit. München: Pattloch.

Gehlen, Arnold (2009): Der Mensch. Seine Natur und seine Stellung in der Welt. Wiebelsheim: Aula.

Haberstroh, Julia/Pantel, Johannes/Neumeyer, Katharina (2011): Kommunikation bei Demenz. Ein Ratgeber für Angehörige und Pflegende. Heidelberg: Springer.

Hall, Edward T. (1966): The hidden dimension, Garden City: Doubleday.

Heringer, Hans Jürgen (2017): Interkulturelle Kommunikation. Grundlagen und Konzepte. Tübingen: A. Francke Verlag.

Kaase, Max (1983): Sinn oder Unsinn des Konzepts „Politische Kultur“ für die Vergleichende Politikforschung, oder auch: Der Versuch, einen Pudding an die Wand zu nageln. In: ders./H.D. Klingemann (Hg.): Wahlen und politisches System. Analysen aus Anlaß der Bundestagswahl 1980. Opladen: Wetsdeutscher Verlag, S. 144–171.

Kindell, Jacquline/Keady, John/Sage, Karen/Wilkinson, Ray (2017): Everyday conversation in dementia: a review of the literature to inform research and practice. In: International Journal of Language & Communication Disorders 52, S. 392–406.

Kitwood, Tom (52008): Demenz. Der person-zentrierte Ansatz im Umgang mit verwirrten Menschen. Bern: Huber.

Kliche, Ortrun/Agbih, Sylivia/Altanis-Protzer, Ute/Eulerich, Sabine/Klingler, Corinna/ Neitzke, Gerald/Peters, Tim/Coors, Michael (2018): Ethische Aspekte des Dolmetschens im mehrsprachig-interkulturellen Arzt-Patienten-Verhältnis. In: Ethik in der Medizin 30, S. 205–220.

Klotz, Sabine (2018): Weibliche Geflüchtete und das Recht auf Gesundheit. Zwischen Vulnerabilität, Autonomie und Empowerment. In: L. Bergemann/A. Frewer (Hg.): Autonomie und Vulnerabilität in der Medizin, Bielefeld, S. 225–279.

Kruse, Andreas (2017): Lebensphase hohes Alter. Verletzlichkeit und Reife. Berlin: Springer.

Kumbier, Dagmar/Schulz von Thun, Friedemann (2017): Interkulturelle Kommunikation aus kommunikationspsychologischer Perspektive. In: dies. (Hg.): Interkulturelle Kommunikation: Methoden, Modelle, Beispiele. Reinbek bei Hamburg: Rowohlt, S. 9–27.

Kutscher, Patric P. (2013): Die Arzt-Patienten-Beziehung. Sieben Tipps, wie Sie die Kommunikation mit dem Patienten verbessern. In: Deutsches Ärzteblatt 29, 2f.

Legal, Friederike/Preuß, Dirk (2015): Künstliche Intelligenz zur Überwachung von Verhalten? Ethische Erwägungen zu Detektionssystemen für demenzbedingte Veränderungsprozesse. In: Jahrbuch Ethik in der Klinik. Würzburg: Königshausen & Neumann, S. 23–48.

Lenzen-Schulte, Martina (2018): Antidementiva scheitern reihenweise. In: Deutsches Ärzteblatt 115 (5), A200-A202.

Lühmann, Dagmar/Keim, Rebecca/Brammer, Laura/Puschmann, Egina/Strauß, Annette/Wagner, Hans-Otto/Scherer, Martin (2016): Gelingende Arzt-Patienten-Kommunikation – die ewige Herausforderung? In: Hamburger Ärzteblatt (6) 70, S. 12–15.

Maier, Wolfgang/Schulz, Jörg/Weggen, Sascha/Wolf, Stefanie (2011): Alzheimer & Demenzen verstehen. Diagnose, Behandlung, Alltag, Betreuung. Trias, Stuttgart.

Maio, Giovanni (2017): Mittelpunkt Mensch. Lehrbuch der Ethik in der Medizin. Stuttgart: Schattauer.

Maurer, Konrad/Maurer, Ulrike (2015): Alois Alzheimer. Frankfurt/Main: Dielmann.

Merse, Stefanie (2020): Übersetzungsprozesse in der Arzt-Patienten-Kommunikation. In: A. Gillessen/S. Golsabahi-Broclawski/A. Biakowski/A. Broclawski (Hg.): Interkulturelle Kommunikation in der Medizin. Berlin: Springer, S. 61–71.

Montello, Martha (Hg.) (2014): Narrative Ethics: The Role of Stories in Bioethics. A Hastings Center Special Report.

Naegler, Heinz/Wehkamp, Karl-Heinz (2018): Medizin zwischen Patientenwohl und Ökonomisierung – Krankenhausärzte und Geschäftsführer im Interview. Berlin: Medizinisch Wissenschaftliche Verlagsgesellschaft.

Newerla, Andrea (2017): Demenz als kritisches Moment: Ordnungsversuche im Akutkrankenhaus. In: Zeitschrift für medizinische Ethik 63, S. 193–204.

Owusu-Boakye, Sonja/Banse, Christian (2017): Narrative Interviews mit Menschen mit Migrationshintergrund im palliativen Forschungskontext. In: Zeitschrift für Palliativmedizin 18 (03), S. 133–136.

Paternotte, Emma/Scheele, Fedde/Seeleman, Conny M./Bank, Lindsay/Scherpbier, Albert/van Dulmen, Sandra (2016): Intercultural doctor-patient communication in daily outpatient care: relevant communication skills. In: Perspectives in Medical Education 5, S. 268–275.

Paternotte, Emma/van Dulmen, Sandra/Band, Lindsay/Seeleman, Conny M./Scherpbier, Albert/Scheele, Fedde (2017): Intercultural communication through the eyes of patients: experiences and preferences. In: International Journal of Medical Education 8, S. 170–175.

Peintinger, Michael (2003): Therapeutische Partnerschaft. Aufklärung zwischen Patientenautonomie und ärztlicher Selbstbestimmung. Wien: Springer 2003.

Quack, Eva (2015): Menschen mit Demenz im Krankenhaus: Im Spannungsfeld zwischen Systemlogik und Lebenswelt. In: Internationale Zeitschrift für Philosophie und Psychosomatik 2: http://www.izpp.de/fileadmin/user_upload/Ausgabe_2_2015/Quack_IZPP_2_2015.pdf (Zugriff am 30.03.2021)

Richter, Gerd (2016): Ethikvisiten – Was hat sich bewährt? In: Anästhesiol Intensivmed Notfallmed Schmerzther 51 (05), S. 352–356.

Röhner, Jessica/Schütz, Astrid (2020): Psychologie der Kommunikation. Wiesbaden: Springer.

Rosvik, Janne/Engedal, Knut/Kirkevold, Oyvind (2014): Factors to make the VIPS Practice Model more effective in the treatment of neuropsychiatric symptoms in nursing home residents with dementia, in: Dementia and Geriatric Cognitive Disorder 37, S. 335–346.

Schirilla, Nausikaa (2016): Interkulturelle Kompetenz – Eine Frage der Gerechtigkeit? In: Polylog. Zeitschrift für Interkulturelles Philosophieren 36, S. 39–53.

Schmidhuber, Martina (2013): Der Stellenwert von Autonomie für ein gutes Leben Demenzbetroffener. In: Salzburger Beiträge zur Sozialethik 5, Salzburg.

Schmidhuber, Martina (2020): Ein gutes Leben für Menschen mit Demenz. Ethische Herausforderungen in Betreuung und Pflege. Wien: LIT.

Schögel, Markus/Tomzcak, Torsten (2009): Fallstudie. In: C. Baumgarth/M. Eisend/H. Evanschitzky (Hrsg.): Empirische Mastertechniken. Eine anwendungsorientierte Einführung für die Marketing- und Managementforschung. Wiesbaden: Springer. S. 77–105.

Schöne-Seifert, Bettina (2007): Grundlagen der Medizinethik. Stuttgart: Kröner.

Schouten, Barbara C./Meeuwesen, Ludwien (2006): Cultural differences in medical communication. A review of literature. In: Patient Education and Counseling 64, S. 21–34.

Schramme, Thomas (2013): Paternalismus, Zwang und Manipulation in der Psychiatrie. In: Ach, Johann S. (Hg.): Grenzen der Selbstbestimmung in der Medizin. Münster: Mentis, S. 263–281.

Schreiner, Karin (2013): Würde, Respekt, Ehre. Werte als Schlüssel zum Verständnis anderer Kulturen. Bern: Hans Huber Verlag.

Schreiner, Karin (2017): Kulturelle Vielfalt richtig managen. Die neuen Herausforder-ungen der globalisierten Arbeitswelt. Munderfing: Fischer & Gann.

Schulz von Thun, Friedemann (1981): Miteinander Reden. Band 1: Störungen und Klärungen. Reinbek bei Hamburg: rororo.

Schütz, Holger/Heinrichs, Bert/Fuchs, Michael/Bauer, Andreas (2016): Informierte Einwilligung in der Demenzforschung. Eine qualitative Studie zum Informationsverständnis von Probanden. In: Ethik in der Medizin 28, S. 91–106.

Steger, Florian (2019): Diversität im Gesundheitswesen. Freiburg/Münschen: Alber.

Steiner-Hofbauer, Verena/Schrank, Beate/Holzinger, Anita (2018): What is a good doctor? In: Wiener Medizinische Wochenschrift 168, S. 398–405.

Stock, Elisabeth/Schmidhuber, Martina (2022): Die Rolle An- und Zugehöriger von Menschen mit Demenz in der Klinik. In: Zeitschrift für medizinische Ethik 1/2022, S. 77–88.

Synofzik, Matthis (2007): PEG-Ernährung bei fortgeschrittener Demenz. Eine evidenzgestützte ethische Analyse. In: Nervenarzt 78, S. 418–428.

Tezcan-Güntekin, Hürrem (2018): Demenzerkrankungen bei Menschen mit Migrationshintergrund und ethische Konflikte im medizinischen und pflegerischen Alltag. In: Ethik in der Medizin 30, S. 221–235.

Tezcan-Güntekin, Hürrem/Özer-Erdogdu, Illknur (2021): Methodische Heraus-forderungen bei der qualitativen Forschung mit pflegenden Angehörigen türkeistämmiger Menschen mit Demenz. In: S. U. Nover/B. Panke-Kochinke (Hg.): Qualitative Pflegeforschung. Eigensinn, Morphologie und Gegenstandsangemessenheit. Baden-Baden: Nomos, S. 207–216.

Truschkat, Inga/Kaiser, Manuela/Reinartz, Vera (2005): Forschen nach Rezept? Anregungen zum praktischen Umgang mit der Grounded Theory in Qualifikationsarbeiten. In: Forum: Qualitative Sozialforschung 6/2. https://www.qualitative-research.net/index.php/fqs/article/view/470/1007 (Zugriff am 14.01.2022)

Volmar, Benjamin/Löhr, Michael/von Bierbrauer zu Brennstein, Axel (2017): Menschen mit Demenz im Allgemeinkrankenhaus – Die Herausforderung der ökonomisierten Behandlung und der notwendigen Individualität. In: Zeitschrift für medizinische Ethik 63, S. 179–192.

Wallesch, Claus Werner/Förstl,Hans (2017): Demenzen. 3. unveränderte Auflage. Stuttgart: Thieme.

Watzlawick, Paul/Beavin, Janet H./Jackson, Don D. (2007): Menschliche Kommunikation. Formen, Störungen, Paradoxien. Karlsruhe: Huber.

Weissenböck, Herbert (2003): Österreich: Vorreiterrolle bei den Fallpauschalen. In: Deutsches Ärzteblatt 9 (100), S. A527.

Whittal, Amanda/Böckmann, Melanie (2018): Internationale Rekrutierung und Migration von Ärztinnen, Ärzten und Personal in Gesundheitsfachberufen: ein qualitatives Scoping Review der Public Health Literatur. In: Ethik in der Medizin 30, S. 263–283.

World Health Organization (2010): WHO Global Code of Practice on the International Recruitment of Health Personnel. Genf. https://www.who.int/hrh/migration/code/WHO_global_code_of_practice_EN.pdf (Zugriff am 23.12.2021)

Yilmaz-Aslan, Yüce/Aksakal, Tugba/Razum, Oliver/Brzoska, Patrick (2018): Die Bedeutung subjektiver Krankheitsvorstellungen in der Gesundheitsversorgung am Beispiel von Menschen mit (türkischem) Migrationshintergrund. In: Ethik in der Medizin 30, S. 237–250.

Zaeri-Esfahani, Mehrnousch/Biakowski, Andre (2020): Interkulturalität als Grundlage der Kommunikation in der Medizin. In: A. Gillessen/S. Golsabahi-Broclawski/A. Biakowski/A. Broclawski (Hg.): Interkulturelle Kommunikation in der Medizin. Berlin: Springer, S. 17–25.

Zander-Schneider, Gabriela (2011): Sind Sie meine Tochter? Leben mit meiner alzheimerkranken Mutter. Reinbek: rororo.

Zeltins, Andris et al. (2017): Incorporation of tetanus-epitope into virus-like particles achieves vaccine responses even in older recipients in models of psoriasis, Alzheimer's and cat allergy. In: Nature partner journals, Vaccines. https://www.nature.com/articles/s41541-017-0030-8.pdf (Zugriff: 23.12.2021)

Anhang

Anhang 1: Interviewleitfaden

Informationsphase

Sehr geehrte Frau Dr. X / sehr geehrter Herr Dr. Y!

Zunächst möchte ich mich bei Ihnen herzlich dafür bedanken, dass Sie sich für ein Gespräch über interkulturelle Kommunikation bereit erklärt haben.

Zu den Rahmenbedingungen: Wie Sie bereits bei der Einverständniserklärung erfahren haben, wird unser Gespräch via Tonbandgerät aufgezeichnet. Ihre Antworten werden in der Folge selbstverständlich anonymisiert behandelt. Ist das für Sie so in Ordnung?

Nun zum Ablauf des Interviews. Das Interview besteht aus etwa 9 Fragen. Die Interviewdauer beträgt ca. 30 Minuten.

Aufwärm- und Einstiegsphase (Warm-Up)

F1.1: Hatten sie bis jetzt eine angenehme Arbeitswoche?
F1.2: Möchten Sie mir etwas von Ihrem Arbeitsalltag berichten.
F1.3: Haben Sie im Arbeitsalltag mit verschiedenen Kulturen zu tun? Möchten Sie mir kurz davon berichten?
F1.4: Wie oft kommt es oft vor, dass Sie in ihrem Arbeitsalltag mit verschiedenen Kulturen zu tun haben?

Hauptphase

Teil A – Erhebung zum theoretischen Wissen über interkulturelle Kompetenz und Einstufung der Wichtigkeit von interkultureller Kompetenz im klinischen Alltag

F2: Was verstehen Sie unter interkultureller Kompetenz?
F3: Wie schätzen Sie die Relevanz von interkultureller Kompetenz im Umgang mit PatientInnen ein?

F3.1: Denken Sie zum Beispiel an Aufklärungsgespräche betreffend Diagnosen oder Therapieoptionen.
F4: Wie schätzen Sie die Relevanz von interkultureller Kompetenz im speziellen im Umgang mit PatientInnen mit Demenz mit Migrationsbiografie ein? Was erscheint Ihnen diesbezüglich als besonders wichtig?
F4.1: Denken Sie zum Beispiel an die Miteinbeziehung von An- und Zugehörigen.

Teil B Persönliche interkulturelle Kompetenzeinschätzung

F5: Wie schätzen Sie Ihre persönliche interkulturelle Kompetenz ein?
F5.1: Denken Sie dabei zum Beispiel an eine konkrete Situation im Klinikalltag, bei dem Interkulturalität eine Rolle spielte.
F6: Wie schätzen Sie Ihre interkulturelle Kompetenz im Umgang mit Menschen mit Demenz mit Migrationsbiografie ein?
F6.1: Stellen Sie sich vor, Sie sind für eine Patientin oder einen Patienten mit Demenz zuständig, die oder der eine Migrationsbiografie hat. Gibt es etwas, das sie dabei besonders beachten?

Ausklang- und Abschlussphase

Wir nähern uns langsam dem Ende unseres Gesprächs. Drei abschließende Fragen habe ich noch für Sie vorbereitet.

Teil C – Erhebung zu gewünschten Möglichkeiten der Kompetenzstärkung

F7: Was würden Sie sich wünschen, um interkulturelle Kompetenz zu erlangen oder sie zu verbessern?
F7.1: Denken Sie zum Beispiel an Fortbildungsangebote. Von welcher Fortbildungsart würden Sie Ihrer Ansicht nach besonders profitieren?
F7.2: Welche Themenfelder sollten Ihrer Ansicht nach Fortbildungen beinhalten damit Ihre interkulturelle Kompetenz gestärkt wird, oder sie diese erlangen können?
F8: Was würden Sie sich im Speziellen im Umgang mit Menschen mit Demenz im interkulturellen Setting wünschen, um interkulturelle Kompetenz zu erlangen oder zu verbessern?

F8.2: Wenn Sie an Menschen mit Demenz mit Migrationsbiografie denken, in welchen beruflichen Situationen könnte eine interkulturelle Kompetenzstärkung Ihrer Ansicht nach von Vorteil sein?

F9: Gibt es von Ihrer Seite noch etwas, das wir im Interview nicht angesprochen haben, dass Sie aber gerne noch hinzufügen möchten?

Nun sind wir am Ende des Interviews angelangt. Vielen herzlichen Dank, dass sie sich für das Gespräch Zeit genommen haben!

Anhang 2: Einverständniserklärung

Einverständniserklärung – Interview zur interkulturellen Kompetenz

Hintergrund

Migration in Österreich betrifft alle Lebensbereiche: Schulen, Arbeitsplätze, das Zusammenleben in einer Gemeinde, Freizeitgestaltung und auch Krankenhäuser. Im Krankenhaus sind in erster Linie das medizinische Personal und die Pflege im Umgang mit Menschen aus anderen Kulturen gefordert.

Über das Projekt

Im Rahmen des Projekts „Interkulturelle Kompetenz im Krankenhaus" wird eine Interviewstudie von Forscherinnen der Professur für Health Care Ethics an der Karl-Franzens-Universität Graz am Krankenhaus der Elisabethinen Graz durchgeführt, um herauszufinden, wie Ärztinnen und Ärzte ihre interkulturelle Kompetenz – v.a. im Umgang mit Menschen mit Demenz – einschätzen und wie sie diese bei Bedarf verbessern möchten. Die Ergebnisse werden in eine wissenschaftliche Publikation einfließen. Das Projekt wurde im Jänner 2022 gestartet und dauert voraussichtlich bis Ende 2022. Für weitere Fragen steht Ihnen die Projektleiterin Frau Univ.-Prof.in Dr.in Schmidhuber Martina (martina.schmidhuber@uni-graz.at) zur Verfügung.

Rahmenbedingungen zum Interview

Das Interview wird aufgezeichnet und dauert ca. 30 Minuten. Es gibt dabei keine richtigen oder falschen Antworten. Durch die Teilnahme am Interview sind keine Unannehmlichkeiten und Risiken zu erwarten.

Einverständniserklärung

Ich erkläre mich dazu bereit, im Rahmen des genannten Forschungsprojekts an einem Interview teilzunehmen. Ich wurde über das Ziel und den Verlauf des Forschungsprojekts informiert.

Ich bin damit einverstanden, dass das Interview mit einem Smartphone aufgezeichnet und transkribiert wird. Die Transkripte der Interviews werden anonymisiert, d.h. ohne Namen und Personenangaben gespeichert. Nach erfolgter Transkription werden die Audioaufzeichnungen gelöscht. Die wissenschaftliche Auswertung des Interviewtextes erfolgt durch eine Mitarbeiterin des Projekts welche auf das Datengeheimnis verpflichtet wird.

Ich bin damit einverstanden, dass einzelne Sätze aus den Transkripten, die nicht mit meiner Person in Verbindung gebracht werden können, als Material für wissenschaftliche Zwecke genutzt werden können. Meine Teilnahme an der Erhebung und meine Zustimmung zur Verwendung der Daten, wie oben beschrieben, sind freiwillig. Ich habe jederzeit die Möglichkeit, meine Zustimmung zu widerrufen. Durch Verweigerung oder Widerruf entstehen mir keine Nachteile.

Ich habe zu jeder Zeit das Recht ohne Angabe von Gründen und ohne Entstehen von Nachteilen die Zustimmung zur Teilnahme zu widerrufen.

Unter diesen Bedingungen erkläre ich mich bereit, das Interview zu geben, und bin damit einverstanden, dass es aufgezeichnet, verschriftlicht, anonymisiert und ausgewertet wird. Hiermit erkläre ich, dass ich mit den Rahmenbedingungen des Interviews einverstanden bin.

______________________________ ____________________

Name in Blockbuchstaben, Ort, Datum Unterschrift

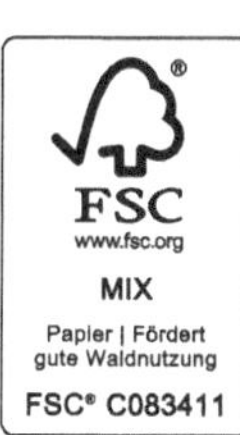

Zeitfracht Medien GmbH
Ferdinand-Jühlke-Straße 7
99095 Erfurt, Deutschland
produktsicherheit@kolibri360.de